Luan Ferr

O Despertar da Cura Interior
O Chamado para uma Vida Plena

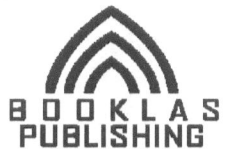

Direitos Autorais
Título Original: O Despertar da Cura Interior
Copyright © 2024 por Luiz Antonio dos Santos

Este livro é uma obra que explora o holismo e práticas ancestrais aplicadas às necessidades contemporâneas, integrando dimensões físicas, emocionais e espirituais para a cura e o autoconhecimento. Destina-se à reflexão, estudo e crescimento pessoal, não substituindo orientações médicas ou psicológicas profissionais.

Equipe de Produção da Segunda Edição
Autor: Luan Ferr
Revisão: Helena Ribeiro
Adaptação e Colaboração: Virginia Moreira dos Santos
Projeto Gráfico e Diagramação: Arthur Mendes da Costa
Capa: Anderson Casagrande Neto
Publicação e Identificação
O Despertar da Cura Interior / Por Luan Ferr
Booklas.com, 2024
Categorias: Corpo, Mente e Espírito. Espiritualidade.
DDC: 158.1 - CDU: 613.8

Direitos Reservados
Editora Booklas/ Luiz Antonio dos Santos
Rua José Delalíbera, 962
86.183-550 – Cambé – PR
E-mail: suporte@booklas.com
Website: www.booklas.com

Sumário

Prólogo 5
Capítulo 1 Autoconhecimento e Bem-Estar 9
Capítulo 2 Uma Força Invisível que Nos Conecta a Tudo 15
Capítulo 3 Explorando os Chakras, a Aura e os Meridianos 19
Capítulo 4 Bloqueios Energéticos e seus Impactos 24
Capítulo 5 O Poder da Intenção na Cura Energética 28
Capítulo 6 Criando um Espaço Sagrado 32
Capítulo 7 A Ponte entre o Corpo e a Mente 36
Capítulo 8 Meditação para Iniciantes 41
Capítulo 9 O Poder da Mente para Moldar a Realidade 46
Capítulo 10 Criando a Realidade Desejada 50
Capítulo 11 Cura pelas Cores 54
Capítulo 12 Despertando a Energia Curativa dos Cristais 59
Capítulo 13 Aromaterapia para o Equilíbrio Energético 64
Capítulo 14 A Arte do Toque Curativo 69
Capítulo 15 Despertando o Poder da Energia Vital 74
Capítulo 16 O Poder Curativo dos Gestos 78
Capítulo 17 Mantras para a Cura 83
Capítulo 18 Harmonia entre Corpo, Mente e Espírito 88
Capítulo 19 Revitalizando-se na Fonte da Vida 94
Capítulo 20 Alimentação Energética 98
Capítulo 21 Desintoxicação Energética 102
Capítulo 22 A Cura do Sono 107

Capítulo 23 A Cura Através das Ondas Sonoras 111
Capítulo 24 Limpeza Energética da Casa 115
Capítulo 25 Blindando a Aura, Fortalecendo o Espírito 120
Capítulo 26 Cura com Animais.................... 124
Capítulo 27 Cura a Distância 129
Capítulo 28 Trabalhando com a Energia dos Anjos 133
Capítulo 29 Desvendando os Mistérios do Ser 138
Capítulo 30 Desvendando os Ciclos que nos Limitam 142
Capítulo 31 Lidando com as Emoções............... 147
Capítulo 32 Libertando-se das Amarras do Passado................ 151
Capítulo 33 Curando as Feridas da Alma 156
Capítulo 34 Transformando o Passado em Aprendizado 160
Capítulo 35 A Base para um Ser Radiante............... 165
Capítulo 36 A Fonte da Cura Interior 169
Capítulo 37 Laços de Amor e Crescimento 173
Capítulo 38 Abrindo os Canais da Prosperidade 178
Capítulo 39 Criando a Realidade Desejada................ 182
Capítulo 40 A Jornada para o Sagrado.................. 187
Capítulo 41 Ouvindo a Voz da Alma................... 192
Capítulo 42 Aprofundando a Conexão com o Divino............... 197
Capítulo 43 Cura com a Espiritualidade 202
Capítulo 44 Despertando para a Missão da Alma.............. 207
Capítulo 45 Vivendo com Leveza e Vitalidade 212
Capítulo 46 Servindo ao Mundo com a Cura Energética.......... 217
Capítulo 47 Mantendo a Chama da Cura Acesa 221
Capítulo 48 Expandindo o seu Caminho de Cura 226
Capítulo 49 Voando com as Próprias Asas............. 231

Epílogo 234

Prólogo

Você chegou até aqui porque algo em sua essência clamou por mudança. Este livro não é um acaso em suas mãos; é uma convocação para despertar o potencial transformador que habita silenciosamente em seu interior. Cada página à sua frente carrega um segredo destinado a você, um mapa que guia para além do visível, para além das respostas convencionais. O que está prestes a ser revelado não é apenas um conjunto de palavras, mas uma chave para destrancar a sabedoria que sempre esteve aí, esperando para ser tocada.

Imagine sua vida como um rio. Por muito tempo, talvez você tenha sentido o curso desse rio obstruído — pela dúvida, pelo cansaço, por um desalinhamento que parece inexplicável. Este momento, este livro, é o ponto em que as águas encontram sua força para romper as barreiras. Você não está apenas prestes a ler sobre cura; está prestes a vivenciá-la, a senti-la como um pulsar renovado em cada célula, em cada pensamento. Porque a verdadeira transformação acontece quando o conhecimento deixa de ser externo e se torna parte de quem somos.

Aqui, cada conceito foi cuidadosamente escolhido para criar um encontro íntimo entre você e as verdades universais que sustentam a vida. À medida que os capítulos se desdobram, você será conduzido a explorar o vasto campo invisível que conecta corpo, mente e espírito. Não se trata de abstração. Trata-se de enxergar como cada emoção, cada decisão, cada pensamento molda não apenas o que você sente, mas também quem você se torna.

Se você permitiu que as certezas de outros determinassem seus limites, agora é a hora de dissolvê-las. Há um universo de energia vibrando ao seu redor, pronto para se alinhar à frequência do seu desejo mais puro. Este livro é um guia para acessar essa força. Nele, você encontrará práticas milenares adaptadas ao seu tempo, ferramentas que resgatam a harmonia entre o visível e o invisível, revelando o poder de um toque, de um pensamento, de uma respiração consciente.

A cada passo, você será chamado a assumir um papel ativo na construção de uma nova realidade. Não como um espectador, mas como o criador de um campo de possibilidades ilimitadas. A cura que você busca não virá de fora. Ela está em você. Sempre esteve. Este livro apenas sussurrará o caminho de volta para casa.

Não há coincidência em você estar aqui agora, lendo estas palavras. Há um chamado que ecoa além do racional, uma vontade intrínseca de encontrar o equilíbrio que transforma o caos em harmonia. Você será conduzido a experiências que transcendem explicações científicas e crenças comuns, tocando verdades profundas que têm o poder de ressoar em cada aspecto da sua existência.

Respire fundo. Este é o início de uma jornada. E toda jornada que vale a pena começa com um único passo em direção ao desconhecido. Este livro é mais do que uma leitura — é o despertar do que você já é capaz de ser. A pergunta não é se está pronto, mas se está disposto a começar.

Capítulo 1
Autoconhecimento e Bem-Estar

Ao iniciar a leitura deste livro, você está dando o primeiro passo em uma jornada emocionante rumo ao despertar da sua cura interior. É com grande alegria que te parabenizo por essa decisão e te convido a se abrir para um novo mundo de possibilidades, onde você descobrirá o poder que reside dentro de si para alcançar o bem-estar e a harmonia em todas as áreas da sua vida. Prepare-se para se conectar com a sua essência, desvendar os mistérios da energia vital e despertar o curador que existe em você.

A Cura que Vem de Dentro: Um Mergulho em Si Mesmo

A cura interior é um processo profundo e transformador que te convida a olhar para dentro de si mesmo, a se conectar com sua essência e a despertar a força curativa que reside em seu interior. É uma jornada de autoconhecimento, de libertação de padrões limitantes e de reconexão com a sua verdadeira natureza. É um chamado para se libertar das correntes que te prendem ao passado, dos medos que te impedem de avançar e das crenças que limitam o seu potencial.

Muitas vezes, buscamos soluções para nossos problemas e desafios no mundo exterior, sem perceber que a verdadeira cura reside em nosso interior. Acreditamos que a felicidade e o bem-estar dependem de fatores externos, como sucesso profissional, relacionamentos perfeitos ou bens materiais. No entanto, a verdadeira paz e a verdadeira alegria só podem ser encontradas quando nos voltamos para dentro e nos conectamos com a fonte inesgotável de amor e sabedoria que reside em cada um de nós. É como se buscássemos a chave da felicidade fora de casa, quando ela está o tempo todo em nosso bolso.

A cura interior é um chamado para despertar a consciência, para se libertar das amarras do passado e para assumir o controle da sua própria vida. É um convite para se reconectar com sua intuição, com sua sabedoria interior e com a força vital que te anima. É um chamado para se tornar o protagonista da sua própria história, o autor da sua própria felicidade.

O Poder da Cura Energética: A Harmonia Invisível

A cura energética é uma abordagem holística que reconhece a interconexão entre corpo, mente e espírito. Ela parte do princípio de que somos seres energéticos e que a energia vital flui através de nós, nutrindo e harmonizando todo o nosso ser. Imagine um rio que corre por todo o seu corpo, levando vida e vitalidade a cada célula. Quando esse rio flui livremente, sem obstáculos, experimentamos saúde, vitalidade e bem-estar. No entanto, quando há bloqueios, como pedras ou galhos que impedem o fluxo da água, podemos manifestar doenças, dores, emoções negativas e dificuldades em diversas áreas da vida.

A cura energética atua na dissolução desses bloqueios e na restauração do fluxo energético, promovendo a cura em todos os níveis: físico, emocional, mental e espiritual. Ela utiliza diferentes técnicas e ferramentas para equilibrar, harmonizar e revitalizar o campo energético, despertando a capacidade inata do corpo de se autocurar. É como se abríssemos as comportas de uma represa, permitindo que a energia vital fluísse livremente, irrigando e revitalizando todo o nosso ser.

Uma Abordagem Integrativa: Unindo Saberes

É importante ressaltar que a cura energética não substitui os tratamentos médicos convencionais. Ela atua como um complemento, uma ferramenta poderosa para potencializar os resultados dos tratamentos tradicionais e promover a saúde de forma integral. Imagine a cura energética como uma aliada da medicina tradicional, trabalhando em conjunto para promover o seu bem-estar.

Ao integrar a cura energética em sua vida, você estará assumindo um papel ativo no seu processo de cura, trabalhando em conjunto com os profissionais de saúde para alcançar o bem-estar pleno. Você se tornará um participante ativo da sua própria saúde, um co-criador do seu bem-estar.

Os Pilares da Cura Interior: Construindo uma Base Sólida

A jornada da cura interior se apoia em alguns pilares fundamentais, como colunas que sustentam um templo:
- **Autoconhecimento:** É o ponto de partida para a cura interior. Conhecer a si mesmo, suas emoções, seus pensamentos, suas crenças e seus padrões de comportamento é essencial para identificar a origem dos desequilíbrios e iniciar o processo de transformação. É como se você estivesse explorando um mapa do seu próprio ser, desvendando seus caminhos e desvios.
- **Responsabilidade:** Assumir a responsabilidade por sua própria vida e por suas escolhas é fundamental para a cura interior. Compreender que você é o criador da sua realidade e que tem o poder de mudar seus pensamentos, emoções e ações para criar uma vida mais feliz e saudável. É como assumir o leme do seu próprio barco, escolhendo a direção que você quer seguir.
- **Autocuidados:** Cuidar de si mesmo com amor e compaixão é um ato de cura. Priorizar suas necessidades, nutrir seu corpo, mente e espírito, e se permitir momentos de descanso e relaxamento são essenciais para manter o equilíbrio e a harmonia. É como regar uma planta com carinho, oferecendo a ela tudo o que ela precisa para florescer.
- **Conexão:** A conexão com algo maior que si mesmo, seja a natureza, a espiritualidade ou a força vital que permeia o universo, é fundamental para a cura interior. Essa conexão te proporciona um

senso de pertencimento, de propósito e paz interior. É como se você estivesse se conectando a uma rede infinita de amor e suporte, sentindo-se acolhido e amparado.

Despertando para uma Nova Realidade: Um Novo Amanhecer

Ao se dedicar à cura interior, você estará se abrindo para uma nova realidade, uma realidade onde a saúde, a felicidade e a paz interior são possíveis. Você descobrirá que a verdadeira cura não se trata apenas de eliminar sintomas, mas de transformar sua vida como um todo. É como se você estivesse abrindo uma janela para um novo horizonte, repleto de possibilidades e oportunidades.

Ao longo deste livro, você será guiado por um caminho de autoconhecimento e transformação, aprendendo técnicas e ferramentas para equilibrar suas energias, liberar emoções negativas, curar traumas do passado e despertar seu potencial de autocura. Você será como um explorador desbravando um novo território, descobrindo tesouros escondidos em seu interior.

Esteja aberto para receber a cura que já reside em você!

Exercício: Conectando-se com a sua Intenção: Plantando Sementes de Cura

Reserve um momento para se conectar com sua intenção ao iniciar esta jornada de cura interior. Encontre um lugar tranquilo onde você possa se sentar ou deitar confortavelmente. Feche os olhos e respire profundamente algumas vezes, observando o ar entrando e saindo dos seus pulmões. Imagine que a cada inspiração, você está absorvendo energia vital e a cada expiração, está liberando tudo o que não te serve mais.

Agora, reflita sobre as seguintes perguntas:
- O que te motiva a buscar a cura interior? Quais são as suas dores, seus anseios, seus sonhos?
- Quais áreas da sua vida você deseja transformar? Onde você sente que precisa de cura e equilíbrio?
- Como você se imagina ao final desta jornada? Qual é a sua visão de futuro? Como você se sente?

Anote suas respostas em um caderno ou diário. Ao longo da leitura deste livro, volte a este exercício e observe como suas intenções se transformam e se manifestam em sua vida. Suas respostas serão como sementes plantadas em solo fértil, que irão germinar e florescer ao longo da sua jornada.

Lembre-se: A cura interior é uma jornada individual e única. Respeite seu próprio ritmo, acolha suas emoções e celebre cada passo dado. Confie na sabedoria do seu corpo e na força da sua alma. Você é o seu próprio mestre, o seu próprio guia.

Você está pronto para despertar a cura interior?

Capítulo 2
Uma Força Invisível que Nos Conecta a Tudo

Imagine um rio fluindo, carregando consigo a força da natureza, nutrindo e revitalizando tudo por onde passa. Assim como esse rio, existe uma força invisível que percorre todo o nosso ser, impulsionando a vida e conectando-nos a tudo que existe: a energia vital.

Essa energia, conhecida em diferentes culturas por nomes como Chi (na tradição chinesa), Prana (na tradição indiana) ou Ki (na tradição japonesa), é a essência da vida que pulsa em cada célula do nosso corpo, em cada batida do nosso coração, em cada pensamento e emoção. É a força que anima a natureza, que move os astros e que nos conecta ao universo.

Um Oceano de Energia

Embora invisível aos olhos físicos, a energia vital pode ser percebida através da intuição, da sensibilidade e da observação atenta dos seus efeitos. Ela se manifesta na vitalidade do corpo, no brilho dos olhos, na clareza mental, na intensidade das emoções e na força do espírito.

Imagine que você está em uma praia, observando o mar. As ondas que se formam e se desfazem, o movimento constante das águas, a força da maré, tudo isso é uma manifestação da energia vital em ação. Assim como o mar, a energia vital é um oceano infinito que nos envolve e nos permeia, um campo vibrante de possibilidades.

A Dança da Energia no Corpo

No corpo humano, a energia vital flui através de canais energéticos, como rios que irrigam e nutrem cada órgão, cada tecido, cada célula. Esses canais, conhecidos como meridianos na medicina tradicional chinesa e nadis na tradição indiana, formam uma rede complexa e interligada que distribui a energia vital por todo o corpo.

Quando a energia vital flui livremente por esses canais, experimentamos saúde, vitalidade e bem-estar. No entanto, quando há bloqueios ou desequilíbrios energéticos, o fluxo da energia é interrompido, o que pode levar ao surgimento de doenças, dores, desconfortos físicos e emocionais.

Sinais de Desequilíbrio Energético

É importante estar atento aos sinais que o seu corpo e a sua mente te enviam, pois eles podem indicar desequilíbrios energéticos. Alguns sinais comuns de que a energia vital não está fluindo harmoniosamente são:

- Cansaço físico e mental
- Dores e desconfortos no corpo
- Dificuldade de concentração
- Ansiedade e estresse
- Insônia
- Irritabilidade

- Baixa imunidade
- Doenças frequentes

Fontes de Energia Vital

Assim como precisamos nos alimentar para nutrir o corpo físico, também precisamos nutrir o nosso corpo energético. Existem diversas fontes de energia vital que podemos acessar para recarregar as nossas energias e manter o equilíbrio:

- **Natureza:** Passar tempo em contato com a natureza é uma das melhores formas de recarregar as energias. Caminhar na grama, abraçar uma árvore, contemplar o mar, sentir o sol na pele, respirar ar puro, tudo isso nos conecta com a energia vital da natureza e nos revitaliza.
- **Alimentação:** Uma alimentação saudável e equilibrada, rica em frutas, verduras, legumes e alimentos vivos, fornece nutrientes e energia vital para o corpo.
- **Respiração:** A respiração consciente é uma ferramenta poderosa para absorver e distribuir a energia vital. Através da respiração, oxigenamos o sangue, acalmando a mente e revitalizando o corpo.
- **Meditação:** A prática da meditação nos ajuda a aquietar a mente, a conectar com o nosso interior e a acessar a fonte inesgotável de energia vital que reside em nós.
- **Exercício físico:** A prática regular de exercícios físicos ativa a circulação da energia vital, fortalece o corpo e promove o bem-estar.

- **Sono:** Durante o sono, o corpo se regenera e recarrega as energias. Um sono reparador é essencial para a saúde física e energética.
- **Relacionamentos saudáveis:** Relacionamentos positivos e harmoniosos nos nutrem energeticamente, enquanto relacionamentos tóxicos e conflituosos podem drenar a nossa energia.
- **Criatividade:** Expressar a criatividade, seja através da arte, da música, da dança, da escrita ou de qualquer outra forma de expressão, nos conecta com a energia vital e nos revitaliza.

Exercício: Sentindo a Energia Vital

Encontre um lugar tranquilo onde você possa se sentar ou deitar confortavelmente. Feche os olhos e respire profundamente algumas vezes. Leve a atenção para as suas mãos. Esfregue as palmas das mãos uma na outra por alguns segundos, até sentir o calor. Agora, afaste as mãos lentamente, mantendo-as próximas uma da outra. Preste atenção na sensação entre as suas mãos. Você pode sentir um formigamento, uma vibração, um calor, um magnetismo? Essa é a energia vital!

Explore essa sensação, aproxime e afaste as mãos, observe como a energia se manifesta. Experimente sentir a energia vital em outras partes do seu corpo. Leve as mãos para o seu coração, para a sua cabeça, para o seu abdômen. Sinta a energia pulsando em você.

Conecte-se com a força vital que te anima!

No próximo capítulo, vamos explorar a anatomia energética do corpo humano, conhecendo os chakras, a aura e os meridianos.

Capítulo 3
Explorando os Chakras, a Aura e os Meridianos

Assim como o corpo físico possui órgãos, sistemas e tecidos, o corpo energético também possui uma estrutura complexa e fascinante, composta por centros de energia, campos vibratórios e canais de circulação. Neste capítulo, vamos explorar a anatomia energética do corpo humano, conhecendo os chakras, a aura e os meridianos, e como eles influenciam a nossa saúde e bem-estar.

Chakras: Vórtices de Energia Vital

Imagine rodas de energia girando em diferentes pontos do seu corpo, absorvendo e irradiando energia vital. Esses centros de energia são os chakras, palavra sânscrita que significa "roda" ou "vórtice". Os chakras são como portais que conectam o corpo físico ao corpo energético, recebendo e distribuindo a energia vital para os órgãos, glândulas e sistemas do corpo.

Existem sete chakras principais, localizados ao longo da coluna, da base da coluna até o topo da cabeça. Cada chakra está associado a uma cor, um elemento da natureza, funções fisiológicas, aspectos emocionais e níveis de consciência.

Os Sete Chakras Principais:
1. **Chakra Raiz (Muladhara):** Localizado na base da coluna vertebral, está associado à cor vermelha, ao elemento terra e às questões de sobrevivência, segurança e estabilidade. Quando equilibrado, nos sentimos seguros, confiantes e conectados à realidade.

Chakra Sacral (Svadhisthana): Localizado na região do baixo ventre, está associado à cor laranja, ao elemento água e às emoções, à criatividade e à sexualidade. Quando equilibrado, nos sentimos criativos, alegres e apaixonados pela vida.

2. **Chakra Plexo Solar (Manipura):** Localizado na região do umbigo, está associado à cor amarela, ao elemento fogo e à força de vontade, ao poder pessoal e à autoestima. Quando equilibrado, nos sentimos confiantes, determinados e capazes de realizar nossos objetivos.
3. **Chakra Cardíaco (Anahata):** Localizado no centro do peito, está associado à cor verde, ao elemento ar e ao amor, à compaixão e à conexão com o próximo. Quando equilibrado, nos sentimos amorosos, compassivos e em paz com nós mesmos e com o mundo.
4. **Chakra Laríngeo (Vishuddha):** Localizado na garganta, está associado à cor azul, ao elemento éter e à comunicação, à expressão e à criatividade. Quando equilibrado, nos comunicamos com

clareza, expressamos nossa verdade e nos conectamos com a nossa intuição.
5. **Chakra Frontal (Ajna):** Localizado no centro da testa, entre as sobrancelhas, está associado à cor índigo, ao elemento luz e à intuição, à sabedoria e à visão interior. Quando equilibrado, temos clareza mental, intuicão aguçada e discernimento.
6. **Chakra Coronário (Sahasrara):** Localizado no topo da cabeça, está associado à cor violeta ou branca, ao elemento pensamento e à conexão com o divino, à espiritualidade e à transcendência. Quando equilibrado, nos sentimos conectados com o universo, em paz e em harmonia com a vida.

Aura: O Campo Energético que Nos Envolve

Imagine uma luz radiante que emana do seu corpo, um campo vibratório que te envolve e te protege. Essa luz é a aura, uma emanação energética que reflete o seu estado físico, emocional, mental e espiritual.

A aura é como uma impressão digital energética, única e individual. Ela pode se expandir ou se contrair, se tornar mais brilhante ou mais opaca, dependendo do seu estado de saúde, das suas emoções e das energias do ambiente.

Camadas da Aura:

A aura é composta por várias camadas, cada uma com uma função específica:

- **Corpo Etérico:** A camada mais próxima do corpo físico, está relacionada à saúde física e à vitalidade.

- **Corpo Emocional:** Reflete as suas emoções e sentimentos.
- **Corpo Mental:** Está associado aos seus pensamentos e crenças.
- **Corpo Espiritual:** Conecta você com a sua essência espiritual e com o universo.

Meridianos: Rios de Energia Vital

Imagine rios de energia percorrendo todo o seu corpo, conectando os órgãos, os tecidos e as células. Esses rios são os meridianos, canais energéticos que conduzem a energia vital por todo o organismo.

Os meridianos são como uma rede de irrigação energética, garantindo que a energia vital chegue a todas as partes do corpo. Quando os meridianos estão desbloqueados e fluindo livremente, a energia vital circula harmoniosamente, promovendo saúde e bem-estar.

A Interconexão entre Chakras, Aura e Meridianos

Os chakras, a aura e os meridianos estão interligados e trabalham em conjunto para manter o equilíbrio energético do corpo. Os chakras são como usinas de energia que recebem e distribuem a energia vital para os meridianos, que por sua vez, irrigam todo o corpo e nutrem a aura.

Exercício: Visualizando seus Chakras

Encontre um lugar tranquilo onde você possa se sentar ou deitar confortavelmente. Feche os olhos e respire profundamente algumas vezes. Leve a atenção para a base da sua coluna vertebral, onde se localiza o chakra raiz. Imagine uma esfera de luz vermelha girando nesse local. Visualize essa luz se expandindo, energizando e harmonizando toda a região.

Agora, leve a atenção para a região do baixo ventre, onde se localiza o chakra sacral. Visualize uma esfera de luz laranja girando nesse local, energizando e harmonizando toda a região.

Continue subindo pela coluna vertebral, visualizando cada chakra com sua respectiva cor:
- Chakra Plexo Solar: amarelo
- Chakra Cardíaco: verde
- Chakra Laríngeo: azul
- Chakra Frontal: índigo
- Chakra Coronário: violeta ou branco

Sinta a energia vital fluindo livremente por todos os seus chakras, harmonizando e revitalizando todo o seu ser.

Explorando seu Mapa Energético

Ao longo deste livro, vamos explorar cada chakra em detalhes, aprendendo sobre suas funções, seus desequilíbrios e como harmonizá-los. Você também aprenderá técnicas para limpar e fortalecer a sua aura e para desbloquear os meridianos, promovendo a saúde e o bem-estar em todos os níveis.

Esteja aberto para conhecer e explorar o seu mapa energético!

Capítulo 4
Bloqueios Energéticos e seus Impactos

Os bloqueios energéticos são como "nós" que se formam nos canais energéticos, impedindo o fluxo harmonioso da energia vital. Esses bloqueios podem se manifestar em diferentes níveis: físico, emocional, mental e espiritual, e podem ter diversas origens.

Origens dos Bloqueios Energéticos:

- **Emoções negativas:** Emoções como raiva, medo, tristeza, culpa e ressentimento, quando reprimidas ou não expressadas de forma saudável, podem se cristalizar no corpo energético, formando bloqueios que impedem a livre circulação da energia vital.
- **Traumas:** Experiências traumáticas, como acidentes, abusos, perdas e separações, podem gerar bloqueios energéticos que afetam a saúde física e emocional, manifestando-se como medos, fobias, ansiedade e doenças.
- **Crenças limitantes:** Crenças negativas sobre si mesmo, sobre o mundo e sobre a vida, como "eu não sou bom o suficiente", "eu não mereço ser feliz" ou "o mundo é um lugar perigoso", podem

criar bloqueios energéticos que limitam o seu potencial e impedem você de alcançar seus objetivos.
- **Padrões de pensamento negativos:** Pensamentos repetitivos de preocupação, ansiedade, crítica e autossabotagem geram um ciclo vicioso de negatividade que afeta o fluxo da energia vital, criando bloqueios e impedindo a manifestação da saúde e do bem-estar.
- **Hábitos de vida prejudiciais:** Hábitos como sedentarismo, má alimentação, consumo excessivo de álcool e drogas, tabagismo e falta de sono afetam o equilíbrio energético do corpo, contribuindo para a formação de bloqueios.
- **Influências externas:** A energia de outras pessoas, de ambientes carregados ou de situações estressantes também pode afetar o seu campo energético, gerando bloqueios e desequilíbrios.

Impactos dos Bloqueios Energéticos:

Os bloqueios energéticos podem afetar a sua saúde e o seu bem-estar de diversas maneiras:
- **Saúde física:** Doenças, dores crônicas, fadiga, baixa imunidade, distúrbios do sono e problemas digestivos podem ser sinais de bloqueios energéticos.
- **Saúde emocional:** Ansiedade, depressão, medo, irritabilidade, raiva, tristeza e dificuldade em lidar com as emoções podem ser consequências de bloqueios energéticos.
- **Saúde mental:** Dificuldade de concentração, falta de foco, pensamentos negativos, confusão mental

e problemas de memória podem estar relacionados a bloqueios energéticos.
- **Relacionamentos:** Dificuldades nos relacionamentos interpessoais, conflitos, isolamento e dificuldade em se conectar com outras pessoas podem ser reflexos de bloqueios energéticos.
- **Prosperidade:** Bloqueios energéticos podem afetar a sua capacidade de atrair prosperidade e abundância, manifestando-se como dificuldades financeiras, falta de oportunidades e sensação de escassez.
- **Espiritualidade:** Bloqueios energéticos podem dificultar a sua conexão com a sua espiritualidade, impedindo você de acessar a sua intuição, sua sabedoria interior e a sua força espiritual.

Identificando os Bloqueios Energéticos:

Para iniciar o processo de cura, é fundamental identificar os bloqueios energéticos que estão te impedindo de fluir. A auto-observação é uma ferramenta poderosa para reconhecer os padrões de pensamento, as emoções negativas, os traumas do passado e os hábitos de vida que podem estar contribuindo para a formação de bloqueios.

Preste atenção aos sinais que o seu corpo e a sua mente te enviam. Dores, doenças, desconfortos físicos, emoções negativas, pensamentos limitantes, dificuldades nos relacionamentos e sensação de estagnação podem ser indícios de que a energia vital não está fluindo livremente.

Libertando-se dos Bloqueios Energéticos:

Ao longo deste livro, você aprenderá diversas técnicas e ferramentas para liberar os bloqueios energéticos e restaurar o fluxo harmonioso da energia vital. Técnicas como meditação, visualização, afirmações positivas, cura com cristais, aromaterapia, Reiki e outras práticas energéticas podem te auxiliar nesse processo de libertação e cura.

Lembre-se: a cura interior é uma jornada gradual e contínua. Seja paciente consigo mesmo, celebre cada passo dado e confie na sua capacidade de se autocurar.

Exercício: Identificando seus Bloqueios Energéticos

Reserve um momento para refletir sobre as seguintes questões:
- Quais emoções você tem dificuldade em expressar?
- Quais são os seus medos e inseguranças?
- Quais crenças limitantes te impedem de avançar?
- Quais padrões de pensamento negativos te acompanham?
- Quais hábitos de vida prejudicam a sua saúde e bem-estar?

Anote suas respostas em um caderno ou diário. Ao longo da leitura deste livro, volte a este exercício e observe como você está progredindo na liberação dos seus bloqueios energéticos.

Capítulo 5
O Poder da Intenção na Cura Energética

A intenção é a força do pensamento direcionado, o foco da sua energia mental e emocional voltado para um objetivo específico. É a capacidade de concentrar a sua atenção, de visualizar o resultado desejado e de direcionar a sua energia para a realização desse objetivo.

Na cura energética, a intenção atua como um catalisador, amplificando o poder das técnicas e ferramentas utilizadas. É a sua intenção que define o propósito da cura, que direciona a energia para os pontos que precisam ser harmonizados e que impulsiona o processo de transformação.

A Mente como um Jardim

Imagine a sua mente como um jardim. Os seus pensamentos são como sementes que você planta nesse jardim. Se você plantar sementes de flores, o seu jardim será florido e perfumado. Mas se você plantar sementes de ervas daninhas, o seu jardim ficará infestado de plantas indesejáveis.

Da mesma forma, a qualidade dos seus pensamentos influencia diretamente a sua realidade. Pensamentos positivos, construtivos e amorosos geram uma energia que nutre e fortalece o seu campo energético, enquanto pensamentos negativos, destrutivos e limitantes criam bloqueios e desequilíbrios.

A intenção consciente te permite escolher as sementes que você quer plantar no jardim da sua mente, cultivando pensamentos e emoções que promovem a cura, o bem-estar e a harmonia.

Intenção e Cura Energética: Uma Dupla Poderosa

A intenção é fundamental em todas as práticas de cura energética. Quando você aplica uma técnica, como a meditação, a visualização ou a imposição de mãos, a sua intenção define o propósito da cura e direciona a energia para o objetivo desejado.

Por exemplo, se você está com dor de cabeça, pode utilizar a técnica de Reiki com a intenção de aliviar a dor e harmonizar o fluxo de energia na região da cabeça. Se você está se sentindo ansioso, pode meditar com a intenção de acalmar a mente e equilibrar as emoções. Se você deseja manifestar mais prosperidade em sua vida, pode utilizar a visualização criativa com a intenção de atrair abundância e sucesso.

A Intenção como um Ímã

A intenção atua como um ímã, atraindo para a sua vida as experiências, as pessoas e as situações que estão alinhadas com o seu propósito. Quando você define uma intenção clara e se concentra nela com fé e determinação, você cria um campo energético que atrai para você tudo o que é necessário para a realização do seu objetivo.

Cultivando a Intenção Consciente:

- **Clareza:** Defina com clareza o que você deseja alcançar. Seja específico e detalhista em sua intenção.
- **Positividade:** Formule a sua intenção de forma positiva, focando no que você quer manifestar, e não no que você quer evitar.
- **Emoção:** Coloque emoção em sua intenção. Visualize o resultado desejado e sinta a alegria, a gratidão e a satisfação de já ter alcançado o seu objetivo.
- **Fé:** Acredite na sua capacidade de manifestar a sua intenção. Confie no poder da sua mente e na força do universo.
- **Ação:** A intenção sem ação é como uma semente que não é plantada. Tome medidas concretas para realizar o seu objetivo, alinhando as suas ações com a sua intenção.
- **Persistência:** Nem sempre os resultados aparecem de imediato. Seja persistente em sua intenção, mantendo o foco e a determinação, e confie no tempo divino.

Exercício: Definindo sua Intenção de Cura

Encontre um lugar tranquilo onde você possa se conectar com o seu interior. Feche os olhos e respire profundamente algumas vezes. Reflita sobre o que você deseja curar em sua vida. Pode ser uma questão física, emocional, mental ou espiritual.

Defina a sua intenção de cura de forma clara, positiva e específica. Visualize o resultado desejado e sinta a emoção de já ter alcançado a cura. Anote a sua intenção em um papel e coloque-o em um lugar visível, para que você possa se lembrar dela diariamente.

Lembre-se: A sua intenção é uma força poderosa. Utilize-a com sabedoria, responsabilidade e amor.

Capítulo 6
Criando um Espaço Sagrado

Criar um espaço sagrado é como construir um ninho, um refúgio de paz e harmonia onde você pode se sentir seguro, acolhido e conectado com a sua força interior. É um convite para criar um ambiente que inspire a calma, a serenidade e a conexão com as energias sutis que promovem a cura e o bem-estar.

Escolhendo o Seu Espaço Sagrado

Seu espaço sagrado pode ser qualquer lugar que te inspire paz e tranquilidade. Pode ser um cantinho do seu quarto, um cantinho na sala, um espaço no jardim, ou até mesmo um lugar na natureza que te traga boas energias. O importante é que seja um lugar onde você se sinta à vontade para se conectar com o seu interior e se dedicar à sua prática de cura energética.

Elementos Essenciais para o Seu Espaço Sagrado

- **Limpeza e organização:** A energia flui melhor em ambientes limpos e organizados. Antes de iniciar a criação do seu espaço sagrado, faça uma limpeza física no local, removendo objetos

desnecessários, organizando o que for preciso e limpando o ambiente.
- **Purificação energética:** Após a limpeza física, é importante realizar uma purificação energética para remover as energias estagnadas e harmonizar o ambiente. Você pode utilizar técnicas como defumação com ervas, incensos, spray de ervas ou utilizar som, como tigelas tibetanas ou mantras.
- **Altar ou mesa:** Um altar ou mesa pode servir como ponto focal do seu espaço sagrado, um local para colocar objetos que te inspiram e representam a sua conexão com a cura e a espiritualidade. Você pode colocar cristais, velas, incensos, imagens de divindades ou mestres espirituais, flores, livros sagrados ou qualquer objeto que tenha significado para você.
- **Conforto:** Crie um ambiente confortável e acolhedor, com almofadas, mantas, tapetes ou uma cadeira confortável para meditar ou realizar suas práticas de cura.
- **Elementos da natureza:** Traga a natureza para o seu espaço sagrado. Flores, plantas, pedras, conchas, elementos em madeira, tudo isso contribui para criar uma atmosfera de paz e harmonia.
- **Cores:** Utilize cores que te inspirem calma e serenidade, como tons de azul, verde, lilás ou branco. Você pode utilizar essas cores nas paredes, nos objetos decorativos ou nas almofadas.

- **Aromas:** Utilize aromas que te tragam sensações de paz e bem-estar, como óleos essenciais de lavanda, camomila, sândalo ou incenso.
- **Som:** Sons relaxantes, como música instrumental suave, sons da natureza ou mantras, podem contribuir para criar uma atmosfera de paz e harmonia.
- **Luz natural:** Se possível, escolha um local com luz natural. A luz do sol traz vitalidade e energia para o ambiente.
- **Privacidade:** É importante que o seu espaço sagrado seja um lugar onde você possa se sentir à vontade para se expressar e se conectar com o seu interior sem interrupções.

Cuidando do Seu Espaço Sagrado

- **Manutenção:** Mantenha o seu espaço sagrado sempre limpo e organizado. Limpe o altar ou mesa regularmente, troque as flores, acenda velas e incensos.
- **Energia:** Renove a energia do seu espaço sagrado periodicamente, utilizando técnicas de purificação energética.
- **Dedicação:** Dedique tempo ao seu espaço sagrado, utilizando-o para meditar, relaxar, ler, escrever, orar ou realizar suas práticas de cura energética.
- **Intenção:** Ao entrar em seu espaço sagrado, defina sua intenção de se conectar com sua força interior, de se abrir para a cura e de receber as energias sutis que promovem o bem-estar.

Criando um Santuário Interior

Lembre-se: o seu espaço sagrado é um reflexo do seu mundo interior. Ao cuidar do seu espaço externo, você também está cuidando do seu espaço interno, criando um santuário interior de paz, harmonia e conexão com a sua essência.

Exercício: Criando o Seu Espaço Sagrado

Escolha um local em sua casa ou na natureza que te inspire paz e tranquilidade. Limpe e organize o espaço, removendo objetos desnecessários e purificando o ambiente energeticamente.

Crie um altar ou mesa com objetos que te inspiram e representam a sua conexão com a cura e a espiritualidade. Acrescente elementos da natureza, como flores, plantas e pedras. Utilize cores e aromas que te tragam sensações de paz e bem-estar.

Dedique tempo ao seu espaço sagrado, usando-o para meditar, relaxar e se conectar com sua força interior.

Capítulo 7
A Ponte entre o Corpo e a Mente

A respiração consciente é a prática de prestar atenção à sua respiração, observando o ar entrando e saindo dos seus pulmões, sentindo o movimento do seu corpo a cada inspiração e expiração. É um convite para se conectar com o momento presente, acalmar a mente e equilibrar as emoções.

Respiração e Energia Vital: Um Fluxo Constante

A respiração é a principal forma de absorvermos a energia vital (Prana) do ambiente. A cada inspiração, absorvemos não apenas oxigênio, mas também essa energia vital que nutre e revitaliza o nosso corpo energético. A cada expiração, liberamos não apenas gás carbônico, mas também energias densas e estagnadas.

Quando respiramos de forma superficial e rápida, limitamos a absorção de energia vital e a liberação de toxinas energéticas. Isso pode levar a desequilíbrios energéticos, manifestados como cansaço, ansiedade, estresse e doenças.

A respiração consciente, por outro lado, promove a absorção de energia vital, oxigenação do sangue, desintoxicação do corpo e equilíbrio energético. Ela acalma a mente, reduz o estresse, equilibra as emoções e promove a saúde e o bem-estar.

Os Benefícios da Respiração Consciente:

- **Reduz o estresse e a ansiedade:** A respiração consciente ativa o sistema nervoso parassimpático, responsável por acalmar o corpo e a mente.[1]
- **Aumenta a concentração e o foco:** Ao acalmar a mente, a respiração consciente facilita a concentração e o foco.
- **Melhora a qualidade do sono:** A prática da respiração consciente antes de dormir promove o relaxamento e facilita o sono.
- **Aumenta a energia e a vitalidade:** A respiração profunda e consciente aumenta a oxigenação do sangue, proporcionando mais energia e vitalidade.
- **Equilibra as emoções:** A respiração consciente te ajuda a se conectar com as suas emoções, a acolhê-las e a liberá-las de forma saudável.
- **Fortalece o sistema imunológico:** A respiração profunda e consciente estimula o sistema linfático, responsável pela eliminação de toxinas e pelo fortalecimento do sistema imunológico.
- **Promove a autoconsciência:** A prática da respiração consciente te ajuda a se conectar com o seu corpo, a observar seus pensamentos e emoções e a desenvolver a autoconsciência.
- **Aumenta a capacidade pulmonar:** A respiração profunda e consciente fortalece os músculos respiratórios e aumenta a capacidade pulmonar.

- **Melhora a digestão:** A respiração profunda massageia os órgãos internos, estimulando a digestão e a eliminação de toxinas.
- **Reduz a pressão arterial:** A prática regular da respiração consciente pode ajudar a reduzir a pressão arterial.
- **Alivia dores e tensões:** A respiração consciente pode ajudar a aliviar dores e tensões musculares, promovendo o relaxamento do corpo.

Técnicas de Respiração Consciente:

Existem diversas técnicas de respiração consciente que você pode utilizar para acalmar a mente, equilibrar as emoções e aumentar a vitalidade. Algumas técnicas básicas que você pode praticar:

- **Respiração abdominal:** Sente-se ou deite-se confortavelmente. Coloque uma mão sobre o abdômen e inspire profundamente pelo nariz, sentindo o abdômen se expandir. Expire lentamente pela boca, sentindo o abdômen se contrair.
- **Respiração alternada:** Sente-se confortavelmente com a coluna ereta. Feche a narina direita com o polegar direito e inspire pela narina esquerda. Feche a narina esquerda com o dedo anelar direito e expire pela narina direita. Inspire pela narina direita, feche-a com o polegar direito e expire pela narina esquerda. Continue alternando as narinas a cada inspiração e expiração.
- **Respiração quadrada:** Inspire contando até quatro, segure o ar contando até quatro, expire

contando até quatro e segure o ar contando até quatro. Repita o ciclo.

Dicas para Praticar a Respiração Consciente:
- **Encontre um lugar tranquilo:** Escolha um lugar tranquilo e livre de distrações para praticar a respiração consciente.
- **Adote uma postura confortável:** Sente-se ou deite-se confortavelmente, mantendo a coluna ereta.
- **Feche os olhos:** Feche os olhos para facilitar a concentração na respiração.
- **Observe a sua respiração:** Preste atenção ao ar entrando e saindo dos seus pulmões, sentindo o movimento do seu corpo a cada inspiração e expiração.
- **Não force a respiração:** Deixe a respiração fluir naturalmente, sem forçar.
- **Seja paciente:** No início, a sua mente pode divagar. Quando perceber que se distraiu, gentilmente traga a sua atenção de volta para a respiração.
- **Pratique regularmente:** Para obter os benefícios da respiração consciente, é importante praticar regularmente, mesmo que seja por alguns minutos por dia.

Exercício: Respiração Consciente para Acalmar a Mente

Encontre um lugar tranquilo onde você possa se sentar ou deitar confortavelmente. Feche os olhos e respire profundamente algumas vezes. Observe o ar entrando e saindo dos seus pulmões, sentindo o movimento do seu corpo a cada inspiração e expiração.

A cada inspiração, imagine que está absorvendo energia vital e paz interior. A cada expiração, imagine que está liberando tensões, preocupações e energias negativas.

Continue respirando dessa forma por alguns minutos, observando a sua respiração e permitindo que a sua mente se acalme.

A respiração consciente é uma ferramenta poderosa para se conectar com o momento presente, acalmar a mente e equilibrar as emoções. Use-a com sabedoria e aproveite seus benefícios!

Capítulo 8
Meditação para Iniciantes

A meditação é uma prática milenar que visa acalmar a mente, reduzir o fluxo de pensamentos e conectar-se com o momento presente. É um estado de atenção plena, onde a mente se torna observadora dos pensamentos, sem se identificar com eles, permitindo que a consciência se expanda e se aprofunde.

Mente Acalmada, Corpo Equilibrado:
Em nossa vida agitada, a mente está constantemente bombardeada por informações, estímulos e pensamentos. Essa agitação mental gera estresse, ansiedade e desequilíbrios energéticos que afetam a saúde física, emocional e mental.

A meditação atua como um antídoto para o estresse, acalmando a mente, reduzindo a ansiedade e promovendo o relaxamento profundo. Quando a mente se aquieta, o corpo relaxa, a respiração se torna mais profunda e o fluxo de energia vital se harmoniza.

Os Benefícios da Meditação:
- **Reduz o estresse e a ansiedade:** A meditação ativa o sistema nervoso parassimpático, responsável por acalmar o corpo e a mente,

reduzindo os níveis de cortisol, o hormônio do estresse.
- **Aumenta a concentração e o foco:** Ao acalmar a mente, a meditação aumenta a capacidade de concentração e foco, melhorando o desempenho em diversas áreas da vida.
- **Melhora a qualidade do sono:** A prática da meditação promove o relaxamento e reduz a ansiedade, facilitando o sono profundo e reparador.
- **Aumenta a autoconsciência:** A meditação te ajuda a se conectar com o seu interior, a observar seus pensamentos e emoções sem julgamentos, e a desenvolver a autoconsciência.
- **Promove a saúde emocional:** A meditação te ajuda a lidar com as emoções de forma mais equilibrada, reduzindo a reatividade e aumentando a resiliência emocional.
- **Fortalece o sistema imunológico:** Estudos indicam que a meditação pode fortalecer o sistema imunológico, aumentando a resistência a doenças.
- **Aumenta a criatividade:** Ao aquietar a mente, a meditação abre espaço para a criatividade e a intuição florescerem.
- **Desenvolve a compaixão e a empatia:** A prática da meditação cultiva sentimentos de compaixão e empatia, melhorando os relacionamentos interpessoais.

- **Promove a paz interior:** A meditação te conecta com a sua essência, com a fonte de paz e serenidade que reside em seu interior.

Desmistificando a Meditação:

Muitas pessoas acreditam que meditar é "esvaziar a mente" ou "não pensar em nada". No entanto, isso é um equívoco. A mente é como um céu, onde os pensamentos são como nuvens que vêm e vão. Na meditação, não tentamos impedir que as nuvens surjam, mas aprendemos a observá-las sem nos identificarmos com elas, permitindo que elas passem sem nos perturbar.

Meditação para Iniciantes: Passo a Passo

- **Encontre um lugar tranquilo:** Escolha um lugar tranquilo e livre de distrações onde você possa se sentar ou deitar confortavelmente.
- **Adote uma postura ereta:** Se estiver sentado, mantenha a coluna ereta, com os ombros relaxados e o queixo levemente inclinado para baixo. Se estiver deitado, mantenha o corpo alinhado, com as palmas das mãos voltadas para cima.
- **Feche os olhos:** Feche os olhos suavemente para facilitar a concentração.
- **Observe a sua respiração:** Preste atenção ao ar entrando e saindo dos seus pulmões, sentindo o movimento do seu corpo a cada inspiração e expiração. A respiração é a sua âncora no momento presente.
- **Observe os seus pensamentos:** Observe os seus pensamentos sem julgamentos, como se fossem

nuvens passando pelo céu. Não se apegue a eles, apenas observe-os surgirem e desaparecerem.
- **Retorne à respiração:** Quando perceber que se distraiu com os pensamentos, gentilmente traga a sua atenção de volta para a respiração.
- **Seja paciente e gentil consigo mesmo:** No início, é normal que a mente divague. Não se critique, apenas retorne à respiração com gentileza e paciência.
- **Comece com poucos minutos:** Comece com sessões curtas de meditação, de 5 a 10 minutos, e gradualmente aumente o tempo à medida que se sentir mais confortável.
- **Pratique regularmente:** Para obter os benefícios da meditação, é importante praticar regularmente, mesmo que seja por alguns minutos por dia.

Exercício: Meditação Guiada para Iniciantes

Encontre um lugar tranquilo onde você possa se sentar ou deitar confortavelmente. Feche os olhos e comece a observar a sua respiração. Inspire profundamente pelo nariz, sentindo o ar preenchendo os seus pulmões. Expire lentamente pela boca, liberando as tensões do seu corpo.

A cada inspiração, imagine que está absorvendo paz e tranquilidade. A cada expiração, imagine que está liberando o estresse e a ansiedade.

Continue respirando dessa forma, observando a sua respiração e permitindo que a sua mente se acalme. Observe os seus pensamentos surgirem e desaparecerem como nuvens no céu, sem se identificar com eles.

Se a sua mente divagar, gentilmente traga a sua atenção de volta para a respiração. Permaneça nesse estado de quietude e observação por alguns minutos.

Ao final da meditação, agradeça a si mesmo por dedicar esse tempo à sua paz interior.

A meditação é uma jornada para dentro de si mesmo, um caminho de autoconhecimento, cura e transformação. Comece hoje mesmo a sua prática e desfrute de seus benefícios!

Capítulo 9
O Poder da Mente para Moldar a Realidade

A visualização criativa é a técnica de usar a imaginação para criar imagens mentais vívidas e detalhadas do que desejamos manifestar em nossas vidas. É como um ensaio mental, onde criamos a realidade desejada em nossa mente, antes mesmo de ela se concretizar no mundo físico.

A Mente Subconsciente: Um Jardim Fértil

A mente subconsciente é como um jardim fértil, onde as sementes de nossos pensamentos e crenças são plantadas. Tudo o que pensamos, sentimos e acreditamos influencia nossa realidade, atraindo para nós experiências e situações que estão em harmonia com nosso mundo interior.

A visualização criativa atua diretamente na mente subconsciente, plantando sementes de positividade, cura e sucesso. Ao visualizarmos o que desejamos, com emoção e convicção, estamos enviando mensagens poderosas para a mente subconsciente, programando-a para criar a realidade que almejamos.

Visualização e Cura Energética: Uma Aliança Poderosa

Na cura energética, a visualização criativa é uma ferramenta poderosa para direcionar a energia vital para os pontos que precisam ser harmonizados. Podemos visualizar a energia fluindo livremente pelo corpo, dissolvendo bloqueios, curando órgãos e tecidos, e restaurando o equilíbrio energético.

A visualização também pode ser utilizada para fortalecer o sistema imunológico, acelerar a recuperação de doenças, aliviar dores e promover o bem-estar físico e emocional.

Os Benefícios da Visualização Criativa:
- **Manifestação de objetivos:** Ao visualizarmos o que desejamos, com clareza e emoção, estamos enviando um sinal poderoso para o universo, atraindo para nós as pessoas, as situações e as oportunidades que nos ajudarão a realizar nossos sonhos.
- **Cura e bem-estar:** A visualização pode ser utilizada para promover a cura física, emocional e mental, direcionando a energia vital para os pontos que precisam ser harmonizados.
- **Aumento da autoestima e confiança:** Ao visualizarmos o nosso sucesso e a nossa felicidade, fortalecemos a nossa autoestima e a nossa confiança em nós mesmos.
- **Superação de desafios:** A visualização pode nos ajudar a superar desafios, visualizando a nossa força interior e a nossa capacidade de vencer obstáculos.
- **Redução do estresse e da ansiedade:** A visualização de cenários relaxantes e tranquilos

promove o relaxamento e reduz o estresse e a ansiedade.
- **Melhora da performance:** Atletas, artistas e profissionais de diversas áreas utilizam a visualização para melhorar a sua performance, visualizando o seu sucesso e a sua excelência.
- **Desenvolvimento da criatividade:** A visualização estimula a criatividade e a imaginação, abrindo a mente para novas possibilidades.

Criando Imagens Mentais Poderosas:
- **Clareza e detalhes:** Crie imagens mentais claras, nítidas e detalhadas do que você deseja manifestar. Quanto mais detalhes você conseguir visualizar, mais poderosa será a sua visualização.
- **Emoção e convicção:** Coloque emoção em suas visualizações. Sinta a alegria, a gratidão e a satisfação de já ter alcançado o seu objetivo. Acredite na sua capacidade de manifestar o que você deseja.
- **Presente:** Visualize no tempo presente, como se o que você deseja já estivesse acontecendo.
- **Repetição:** Repita as suas visualizações diariamente, de preferência pela manhã ao acordar e à noite antes de dormir.
- **Ação:** A visualização é mais poderosa quando combinada com a ação. Tome medidas concretas para realizar o seu objetivo, alinhando as suas ações com as suas visualizações.

Exercício: Visualizando a Cura

Encontre um lugar tranquilo onde você possa relaxar. Feche os olhos e respire profundamente algumas vezes. Visualize a energia vital fluindo livremente pelo seu corpo, como um rio de luz que percorre cada célula, cada órgão, cada tecido.

Visualize a energia dissolvendo bloqueios, curando feridas e restaurando o equilíbrio energético. Sinta a vitalidade e a saúde pulsando em cada parte do seu ser.

Se estiver lidando com alguma doença ou desconforto físico, visualize a cura acontecendo. Imagine o seu corpo forte, saudável e cheio de vitalidade. Sinta a alegria e a gratidão pela cura.

A visualização criativa é uma ferramenta poderosa para moldar a sua realidade. Utilize-a com sabedoria, responsabilidade e amor, e crie a vida que você sempre sonhou!

Capítulo 10
Criando a Realidade Desejada

As afirmações positivas são frases curtas e poderosas que expressam o que você deseja manifestar em sua vida. São declarações positivas, no tempo presente, que afirmam o seu bem-estar, a sua saúde, o seu sucesso e a sua felicidade. Ao repetir as afirmações com convicção e emoção, você está plantando sementes de positividade em sua mente subconsciente, reprogramando-a para criar a realidade que você deseja.

A Mente Subconsciente: Um Gravador Incansável

A mente subconsciente é como um gravador que registra todas as suas experiências, crenças e emoções, desde a infância. Muitas vezes, carregamos em nosso subconsciente crenças limitantes e padrões de pensamento negativos que nos impedem de alcançar o nosso potencial e de viver a vida que desejamos.

As afirmações positivas atuam como um antídoto para essas crenças limitantes, substituindo-as por pensamentos e crenças positivas e empoderadoras. Ao repetir as afirmações com frequência, você está gravando novas mensagens em sua mente subconsciente, reprogramando-a para criar uma realidade mais positiva e abundante.

Afirmações e Cura Energética: Uma Sinergia Positiva

Na cura energética, as afirmações positivas são ferramentas poderosas para direcionar a energia vital para a cura e o bem-estar. Ao afirmar a sua saúde, a sua vitalidade e o seu equilíbrio energético, você está enviando mensagens positivas para o seu corpo e para a sua mente, estimulando a autocura e a harmonização energética.

As afirmações podem ser utilizadas para complementar qualquer técnica de cura energética, como a meditação, a visualização, o Reiki ou a cura com cristais. Ao combinar as afirmações com outras práticas, você potencializa os seus efeitos e acelera o processo de cura e transformação.

Criando Afirmações Poderosas:
- **Tempo presente:** Formule as suas afirmações no tempo presente, como se o que você deseja já estivesse acontecendo. Por exemplo, em vez de dizer "Eu quero ser saudável", diga "Eu sou saudável".
- **Positividade:** Utilize palavras e frases positivas, focando no que você quer manifestar, e não no que você quer evitar. Por exemplo, em vez de dizer "Eu não quero ficar doente", diga "Eu sou saudável e cheio de vitalidade".
- **Especificidade:** Seja específico em suas afirmações, definindo claramente o que você deseja manifestar. Por exemplo, em vez de dizer

"Eu quero ser feliz", diga "Eu sou feliz e realizado em todas as áreas da minha vida".
- **Emoção e convicção:** Repita as suas afirmações com emoção e convicção, sentindo a alegria e a gratidão de já ter alcançado o que você deseja.
- **Repetição:** Repita as suas afirmações várias vezes ao dia, de preferência pela manhã ao acordar, à noite antes de dormir e em outros momentos do dia.
- **Escrita:** Escreva as suas afirmações em um caderno ou em cartões, e coloque-os em lugares visíveis, como no espelho do banheiro, na geladeira ou na mesa de trabalho.
- **Visualização:** Combine as suas afirmações com a visualização criativa, imaginando o que você deseja manifestar enquanto repete as afirmações.

Exemplos de Afirmações Positivas:
- **Saúde:** "Eu sou saudável e cheio de vitalidade." "Meu corpo se cura e se regenera a cada dia." "Eu tenho energia e disposição para realizar meus sonhos."
- **Autoestima:** "Eu me amo e me aceito como eu sou." "Eu sou digno de amor e felicidade." "Eu confio em mim mesmo e nas minhas capacidades."
- **Prosperidade:** "Eu sou próspero e abundante em todas as áreas da minha vida." "O dinheiro flui para mim com facilidade e abundância." "Eu atraio oportunidades de sucesso e prosperidade."
- **Relacionamentos:** "Eu tenho relacionamentos amorosos e harmoniosos." "Eu me cerco de

pessoas positivas e que me apoiam." "Eu sou amado e valorizado."
- **Paz interior:** "Eu sou calmo e sereno." "Eu vivo em paz e harmonia comigo mesmo e com o mundo." "Eu confio no fluxo da vida."

Exercício: Criando suas Afirmações Positivas

Reflita sobre as áreas da sua vida que você deseja transformar. Crie afirmações positivas que expressem o que você deseja manifestar em cada área. Escreva as suas afirmações em um caderno ou em cartões e repita-as diariamente com emoção e convicção.

Lembre-se: As palavras têm poder. Utilize as afirmações positivas para reprogramar a sua mente, criar a realidade desejada e manifestar a vida que você sempre sonhou!

Capítulo 11
Cura pelas Cores

A cura pelas cores, também conhecida como cromoterapia, é uma técnica que utiliza as cores para promover o bem-estar físico, emocional e mental. Cada cor possui uma vibração específica que atua em diferentes níveis do nosso ser, harmonizando os chakras, equilibrando a aura e promovendo a cura.

Cores e Chakras: Uma Dança Vibracional

Os chakras, os centros de energia do nosso corpo, estão associados a cores específicas. Quando um chakra está em desequilíbrio, podemos utilizar a cor correspondente para harmonizá-lo e restaurar o fluxo de energia vital.

- **Vermelho (Chakra Raiz):** A cor vermelha está associada à vitalidade, força, coragem e conexão com a terra. Ela é usada para energizar o corpo físico, aumentar a vitalidade e fortalecer o sistema imunológico.
- **Laranja (Chakra Sacral):** A cor laranja está associada à criatividade, alegria, sexualidade e emoção. É usada para estimular a criatividade, aumentar a alegria de viver e equilibrar as emoções.

- **Amarelo (Chakra Plexo Solar):** A cor amarela está associada ao poder pessoal, autoestima, força de vontade e autoconfiança. É usada para fortalecer a autoestima, aumentar a autoconfiança e estimular o poder pessoal.
- **Verde (Chakra Cardíaco):** A cor verde está associada ao amor, compaixão, cura e harmonia. É usada para promover a cura emocional, aumentar a compaixão e fortalecer os relacionamentos.
- **Azul (Chakra Laríngeo):** A cor azul está associada à comunicação, expressão, paz interior e intuição. É usada para melhorar a comunicação, expressar a verdade e acalmar a mente.
- **Índigo (Chakra Frontal):** A cor índigo está associada à intuição, sabedoria, visão interior e conexão espiritual. É usada para desenvolver a intuição, aumentar a clareza mental e fortalecer a conexão espiritual.
- **Violeta (Chakra Coronário):** A cor violeta está associada à espiritualidade, à transcendência, à conexão com o divino e à paz profunda. É utilizada para aprofundar a conexão espiritual, elevar a consciência e promover a paz interior.

Aplicando a Cromoterapia:

Existem diversas formas de aplicar a cromoterapia:

- **Visualização:** Visualize a cor que você deseja utilizar envolvendo o seu corpo ou o chakra que precisa ser harmonizado.

- **Roupas:** Utilize roupas com a cor que você deseja utilizar.
- **Ambiente:** Decore o seu ambiente com a cor que você deseja utilizar.
- **Cristais:** Utilize cristais com a cor que você deseja utilizar.
- **Luzes coloridas:** Utilize lâmpadas ou filtros coloridos para criar um ambiente com a cor desejada.
- **Alimentos:** Consuma alimentos com a cor que você deseja utilizar.
- **Água solarizada:** Coloque água em um recipiente de vidro transparente da cor que você deseja utilizar e deixe-o exposto ao sol por algumas horas. Beba a água solarizada ao longo do dia.

Cromoterapia na Cura Energética:

A cromoterapia pode ser utilizada para complementar qualquer técnica de cura energética. Ao combinar a cromoterapia com outras práticas, como a meditação, a visualização, o Reiki ou a cura com cristais, você potencializa os seus efeitos e acelera o processo de cura e transformação.

Exemplos de Aplicações da Cromoterapia:
- **Para acalmar a mente e reduzir a ansiedade:** Utilize a cor azul.
- **Para aumentar a energia e a vitalidade:** Utilize a cor vermelha.
- **Para promover a cura emocional:** Utilize a cor verde.

- **Para estimular a criatividade:** Utilize a cor laranja.
- **Para fortalecer a autoestima:** Utilize a cor amarela.
- **Para desenvolver a intuição:** Utilize a cor índigo.
- **Para aprofundar a conexão espiritual:** Utilize a cor violeta.

Exercício: Cromoterapia para o Equilíbrio dos Chakras

Encontre um lugar tranquilo onde você possa relaxar. Feche os olhos e respire profundamente algumas vezes.

Comece visualizando o chakra raiz, na base da sua coluna vertebral. Imagine uma luz vermelha vibrante envolvendo o chakra, energizando e harmonizando toda a região. Sinta a força e a vitalidade da cor vermelha te conectando com a terra.

Em seguida, visualize o chakra sacral, na região do baixo ventre. Imagine uma luz laranja vibrante envolvendo o chakra, despertando a sua criatividade, alegria e sensualidade. Sinta a energia da cor laranja te preenchendo de entusiasmo e paixão pela vida.

Continue visualizando cada chakra com sua cor correspondente, subindo pela coluna vertebral:

- Chacra Plexo Solar: amarelo vibrante, despertando o seu poder pessoal e a sua autoconfiança.
- Chacra Cardíaco: verde esmeralda, abrindo o seu coração para o amor, a compaixão e a cura.

- Chakra Laríngeo: azul claro, harmonizando a sua comunicação e a sua expressão.
- Chakra Frontal: índigo profundo, expandindo a sua intuição e a sua sabedoria.
- Chakra Coronário: violeta radiante, conectando você com a sua espiritualidade e com a sua essência divina.

Sinta a energia das cores harmonizando os seus chakras, equilibrando seu corpo energético e promovendo a cura em todos os níveis.

A cromoterapia é uma ferramenta poderosa para a cura e o bem-estar. Explore o poder das cores e permita que elas te harmonizem e te curem!

Capítulo 12
Despertando a Energia Curativa dos Cristais

A cristaloterapia é uma prática ancestral que utiliza os cristais para promover a cura e o bem-estar. Os cristais são como baterias naturais de energia, cada um com sua vibração e propriedades curativas específicas. Eles atuam como amplificadores e condutores de energia, harmonizando o nosso campo energético, equilibrando os chakras e promovendo a cura física, emocional e espiritual.

Cristais: A Alma da Terra

Os cristais são formados ao longo de milhões de anos no interior da Terra, através da cristalização de minerais. Cada cristal possui uma estrutura molecular única, que determina a sua forma, cor e propriedades energéticas. Eles são como seres vivos, pulsando com a energia da Terra, guardando em si a memória do tempo e a sabedoria da natureza.

Como os Cristais Atuam na Cura Energética:

Os cristais atuam como amplificadores e condutores de energia, harmonizando o nosso campo energético e promovendo o equilíbrio. Cada cristal possui uma vibração específica que atua em diferentes níveis do nosso ser, equilibrando os chakras, limpando a aura e promovendo a cura física, emocional e espiritual.

- **Amplificação da energia:** Os cristais amplificam a energia vital, aumentando a nossa vitalidade e fortalecendo o nosso campo energético.
- **Limpeza energética:** Os cristais absorvem e transmutam energias densas e negativas, purificando o nosso corpo energético e o ambiente.
- **Equilíbrio dos chakras:** Cada cristal possui uma vibração que atua em um ou mais chakras, harmonizando o fluxo de energia e promovendo o equilíbrio.
- **Cura emocional:** Os cristais podem ajudar a liberar emoções negativas, como medo, raiva e tristeza, e promover a cura emocional.
- **Cura física:** Alguns cristais possuem propriedades curativas específicas que podem auxiliar na cura de doenças e no alívio de dores.
- **Conexão espiritual:** Os cristais podem ajudar a fortalecer a conexão espiritual, aumentar a intuição e a acessar estados superiores de consciência.

Escolhendo os seus Cristais:

A escolha dos cristais pode ser feita de diversas formas:

- **Intuição:** Deixe a sua intuição te guiar. Observe os cristais que te chamam a atenção, que te atraem, que te despertam uma sensação de conexão.

- **Cor:** Escolha os cristais de acordo com a cor que você precisa para harmonizar um chakra ou equilibrar uma emoção específica.
- **Propriedades:** Pesquise as propriedades curativas específicas de cada cristal e escolha aquele que melhor atende às suas necessidades.
- **Livros e guias:** Existem diversos livros e guias sobre cristaloterapia que podem te auxiliar na escolha dos cristais.

Utilizando os Cristais:
- **Meditação:** Segure o cristal em suas mãos durante a meditação, visualizando a sua energia fluindo e harmonizando o seu corpo.
- **Colocação sobre o corpo:** Deite-se e coloque o cristal sobre o chakra ou a área do corpo que precisa ser harmonizada.
- **Uso no ambiente:** Coloque os cristais em seu ambiente para purificar e harmonizar a energia do local.
- **Elixir de cristais:** Prepare um elixir de cristais colocando um cristal em um recipiente com água e deixando-o exposto ao sol por algumas horas. Beba a água energizada ao longo do dia.
- **Joias:** Utilize joias com cristais para se beneficiar da sua energia ao longo do dia.

Alguns Cristais e suas Propriedades:
- **Quartzo transparente:** Amplifica a energia, purifica o campo energético, harmoniza os chakras e aumenta a clareza mental.

- **Ametista:** Promove a paz interior, a intuição, a espiritualidade e a transmutação de energias negativas.
- **Quartzo rosa:** Abre o coração para o amor, a compaixão e a cura emocional.
- **Citrino:** Atrai prosperidade, abundância e alegria. Aumenta a autoestima e a autoconfiança.
- **Selenita:** Purifica e eleva a energia do ambiente. Promove a paz e a serenidade.
- **Turmalina negra:** Protege contra energias negativas e promove o aterramento.

Cuidando dos seus Cristais:

- **Limpeza:** Limpe os seus cristais regularmente para remover as energias que eles absorveram. Você pode lavá-los em água corrente, deixá-los expostos à luz do sol ou da lua, ou utilizar outras técnicas de limpeza energética.
- **Energização:** Energize os seus cristais regularmente para recarregar a sua energia. Você pode deixá-los expostos à luz do sol ou da lua, colocá-los sobre uma drusa de cristal ou utilizar outras técnicas de energização.
- **Intuição:** Confie na sua intuição para cuidar dos seus cristais. Cada cristal é único e pode ter necessidades específicas.

Exercício: Meditação com um Cristal

Escolha um cristal que te chame a atenção. Encontre um lugar tranquilo onde você possa relaxar. Segure o cristal em suas mãos e feche os olhos. Respire profundamente algumas vezes e sinta a energia do cristal fluindo para as suas mãos.

Visualize a energia do cristal se expandindo pelo seu corpo, harmonizando os seus chakras e promovendo a cura. Sinta a vibração do cristal te preenchendo de paz, serenidade e bem-estar.

Permaneça nesse estado de conexão com o cristal por alguns minutos, permitindo que a sua energia te cure e te harmonize.

A cristaloterapia é um caminho de cura e conexão com a energia da Terra. Explore o poder dos cristais e permita que eles te auxiliem em sua jornada de autoconhecimento e bem-estar!

Capítulo 13
Aromaterapia para o Equilíbrio Energético

A aromaterapia é uma prática terapêutica que utiliza óleos essenciais extraídos de plantas aromáticas para promover o bem-estar físico, emocional e espiritual. Os óleos essenciais são como a "alma" das plantas, contendo em si a energia vital e as propriedades curativas da natureza. Ao inalar os aromas dos óleos essenciais, ativamos receptores olfativos que enviam sinais para o sistema límbico, o centro das emoções no cérebro, promovendo o equilíbrio emocional e a cura energética.

A Jornada dos Aromas: Do Reino Vegetal ao Corpo Energético

Os óleos essenciais são extraídos de diversas partes das plantas, como flores, folhas, raízes, sementes e cascas, através de processos como destilação a vapor ou prensagem a frio. Esses óleos concentrados carregam em si a energia vital e as propriedades curativas das plantas, atuando como mensageiros da natureza para o nosso corpo e mente.

Ao inalar os aromas dos óleos essenciais, ativamos o sistema límbico, o centro das emoções no cérebro, influenciando o nosso humor, o nosso comportamento e o nosso bem-estar. Os óleos essenciais também atuam no corpo energético, harmonizando os chakras, equilibrando a aura e promovendo a cura.

Aromaterapia e Cura Energética: Uma Sinergia Natural

A aromaterapia é uma ferramenta poderosa para complementar qualquer prática de cura energética. Ao combinar a aromaterapia com outras técnicas, como a meditação, a visualização, o Reiki ou a cura com cristais, você potencializa os seus efeitos e acelera o processo de cura e transformação.

Os óleos essenciais podem ser utilizados para:

- **Harmonizar os chakras:** Cada chakra possui um aroma correspondente que pode ser utilizado para equilibrar o fluxo de energia.
- **Purificar a aura:** Alguns óleos essenciais possuem propriedades purificadoras que ajudam a limpar a aura de energias negativas.
- **Acalmar a mente:** Aromas como lavanda e camomila promovem o relaxamento e acalmam a mente.
- **Equilibrar as emoções:** Aromas como gerânio e ylang ylang ajudam a equilibrar as emoções e promover o bem-estar emocional.
- **Aumentar a energia e a vitalidade:** Aromas como alecrim e hortelã-pimenta estimulam a energia e a vitalidade.
- **Fortalecer o sistema imunológico:** Aromas como tea tree e eucalipto possuem propriedades

antissépticas e antivirais que ajudam a fortalecer o sistema imunológico.
- **Promover a cura física:** Alguns óleos essenciais possuem propriedades curativas específicas que podem auxiliar na cura de doenças e no alívio de dores.

Utilizando os Óleos Essenciais:
- **Inalação:** Inale o aroma do óleo essencial diretamente do frasco ou utilize um difusor de aromas para espalhar o aroma no ambiente.
- **Massagem:** Dilua algumas gotas do óleo essencial em um óleo vegetal carreador, como óleo de coco ou amêndoas, e utilize para massagear o corpo.
- **Banho:** Adicione algumas gotas do óleo essencial na água do banho.
- **Compressas:** Adicione algumas gotas do óleo essencial em água morna ou fria e utilize para fazer compressas.

Alguns Óleos Essenciais e suas Propriedades:
- **Lavanda:** Promove o relaxamento, o sono tranquilo, a calma e o equilíbrio emocional.
- **Camomila:** Acalma a mente, reduz a ansiedade e promove o sono.
- **Gerânio:** Equilibra as emoções, reduz o estresse e promove o bem-estar emocional.
- **Ylang Ylang:** Acalma, relaxa e promove o amor próprio e a sensualidade.
- **Alecrim:** Estimula a energia, a memória e a concentração.

- **Hortelã-pimenta:** Aumenta a energia, vitalidade e concentração.
- **Tea Tree:** Possui propriedades antissépticas, antivirais e antifúngicas.
- **Eucalipto:** Descongestiona as vias respiratórias e fortalece o sistema imunológico.

Precauções:

- **Qualidade:** Use óleos essenciais de boa qualidade, puros e naturais.
- **Sensibilidade:** Faça um teste de sensibilidade antes de utilizar um óleo essencial pela primeira vez, aplicando uma gota diluída em um óleo vegetal carreador na parte interna do braço e observando se há alguma reação alérgica.
- **Diluição:** Dilua os óleos essenciais em um óleo vegetal carreador antes de aplicar na pele.
- **Gravidez e lactação:** Alguns óleos essenciais não são recomendados para gestantes e lactantes. Consulte um aromaterapeuta ou profissional de saúde qualificado antes de usar.
- **Crianças:** Utilize os óleos essenciais com cautela em crianças, sempre diluídos e em baixas concentrações.
- **Armazenamento:** Armazene os óleos essenciais em frascos escuros e em local fresco e arejado.

Exercício: Aromaterapia para Relaxar

Escolha um óleo essencial com propriedades relaxantes, como lavanda ou camomila. Adicione algumas gotas do óleo essencial em um difusor de aromas ou em um lenço de papel e inale o aroma profundamente.

Feche os olhos e permita que o aroma te transporte para um estado de paz e tranquilidade. Sinta o aroma acalmando a sua mente, relaxando o seu corpo e harmonizando as suas emoções.

A aromaterapia é um caminho de cura e conexão com o reino vegetal. Explore o poder dos aromas e permita que eles te harmonizem e te curem!

Capítulo 14
A Arte do Toque Curativo

Reiki é uma técnica de cura energética originária do Japão que utiliza a imposição de mãos para canalizar a energia vital universal (Rei-ki) para o corpo, promovendo o equilíbrio energético, o relaxamento profundo e a autocura. É uma prática suave e poderosa que desperta o curador interior, harmonizando o corpo, a mente e o espírito.

A História do Reiki: Uma Jornada de Redescoberta

O Reiki foi redescoberto no final do século XIX por Mikao Usui, um mestre espiritual japonês que, através de práticas meditativas e estudos de textos antigos, acessou a sabedoria da cura pela energia universal. Usui desenvolveu um sistema de cura baseado na canalização dessa energia através da imposição de mãos, denominando-o Reiki, que significa "energia vital universal".

O Reiki se espalhou pelo mundo, tornando-se uma prática popular de cura complementar, utilizada em hospitais, clínicas e consultórios, como complemento aos tratamentos médicos convencionais.

Os Princípios do Reiki: Um Guia para a Vida

O Reiki se baseia em cinco princípios que, além de nortear a prática da cura energética, também servem como um guia para uma vida mais equilibrada e harmoniosa:

- Só por hoje, não se preocupe.
- Só por hoje, não se zangue.
- Honre seus pais, mestres e ancestrais.
- Ganhe a vida honestamente.
- Demonstre gratidão a tudo que o cerca.

Como o Reiki Atua:

O Reiki atua no corpo energético, harmonizando o fluxo de energia vital, dissolvendo bloqueios e promovendo a autocura. A energia Reiki flui através das mãos do praticante, direcionando-se para os pontos que precisam ser harmonizados, seja no corpo físico, emocional ou mental.

A energia Reiki é inteligente e se direciona para onde é mais necessária, atuando de forma holística, considerando o indivíduo como um todo. Ela promove o relaxamento profundo, reduz o estresse, equilibra as emoções, fortalece o sistema imunológico e estimula a capacidade inata do corpo de se autocurar.

Benefícios do Reiki:

- **Relaxamento profundo:** O Reiki promove um estado de relaxamento profundo, aliviando o estresse, a ansiedade e as tensões do corpo.
- **Alívio de dores:** O Reiki pode auxiliar no alívio de dores crônicas e agudas, promovendo o bem-estar físico.

- **Equilíbrio emocional:** O Reiki ajuda a equilibrar as emoções, reduzindo a ansiedade, a depressão e outros desequilíbrios emocionais.
- **Cura de traumas:** O Reiki pode auxiliar na cura de traumas emocionais, liberando bloqueios energéticos e promovendo a cura emocional.
- **Fortalecimento do sistema imunológico:** O Reiki fortalece o sistema imunológico, aumentando a resistência a doenças.
- **Aumento da vitalidade:** O Reiki aumenta a vitalidade e a energia do corpo, promovendo o bem-estar físico e mental.
- **Aceleração da cura:** O Reiki pode acelerar o processo de cura de doenças e lesões, complementando os tratamentos médicos convencionais.
- **Desenvolvimento pessoal e espiritual:** O Reiki promove o autoconhecimento, o desenvolvimento pessoal e a conexão espiritual.

Recebendo Reiki:

Para receber Reiki, basta encontrar um praticante de Reiki qualificado. A sessão de Reiki geralmente é realizada em um ambiente tranquilo e relaxante, com o receptor deitado ou sentado confortavelmente. O praticante coloca as mãos suavemente sobre o corpo do receptor, canalizando a energia Reiki para os pontos que precisam ser harmonizados.

Autoaplicação de Reiki:

Após receber o nível 1 de Reiki, você pode aplicar Reiki em si mesmo, colocando as mãos sobre o seu corpo e canalizando a energia Reiki para os pontos que precisam ser harmonizados. A autoaplicação de Reiki é uma ferramenta poderosa para o autocuidado, o equilíbrio energético e a promoção do bem-estar.

Níveis de Reiki:
O Reiki possui três níveis principais:
- **Nível 1:** O aluno aprende os fundamentos do Reiki, a história, os princípios e as posições básicas para a aplicação da energia Reiki em si mesmo e em outras pessoas.
- **Nível 2:** O aluno aprende a usar símbolos que amplificam a energia Reiki e a aplicar Reiki a distância.
- **Nível 3 (Mestrado):** O aluno se torna um mestre de Reiki, habilitado a iniciar outras pessoas nos níveis 1 e 2 e a aprofundar seus conhecimentos sobre a prática do Reiki.

Exercício: Autoaplicação de Reiki para Relaxar

Encontre um lugar tranquilo onde você possa se sentar ou deitar confortavelmente. Feche os olhos e respire profundamente algumas vezes.

Coloque as mãos sobre o seu corpo, começando pela cabeça. Sinta a energia Reiki fluindo através das suas mãos, relaxando a sua mente e harmonizando o seu corpo.

Mantenha as mãos em cada posição por alguns minutos, sentindo a energia Reiki fluindo e promovendo o relaxamento e o bem-estar.

Continue aplicando Reiki em outras partes do seu corpo, como o coração, o abdômen e os pés.

Ao final da prática, agradeça a si mesmo por dedicar esse tempo ao seu autocuidado e à sua cura.

Reiki é uma arte de cura que desperta o curador interior. Explore o poder do toque curativo e permita que a energia Reiki te harmonize e te cure!

Capítulo 15
Despertando o Poder da Energia Vital

A Cura Prânica é uma técnica de cura energética que utiliza o Prana para equilibrar, harmonizar e revitalizar o corpo energético. É um sistema de cura natural e não invasivo que atua nos campos de energia do corpo, promovendo a saúde física, emocional e mental.

A Ciência da Cura Prânica: Uma Abordagem Holística

A Cura Prânica é baseada no princípio de que o corpo humano possui um corpo energético, composto por chakras, meridianos e aura, que interage com o corpo físico. Quando o corpo energético está em equilíbrio, o corpo físico se mantém saudável. No entanto, quando há bloqueios ou desequilíbrios no corpo energético, podem surgir doenças e enfermidades.

A Cura Prânica atua na remoção desses bloqueios e na energização do corpo energético, utilizando técnicas de limpeza, energização e harmonização dos chakras e da aura. É uma técnica segura e eficaz que pode ser utilizada para complementar os tratamentos médicos convencionais, acelerando o processo de cura e promovendo o bem-estar.

Os Princípios da Cura Prânica:
- **O corpo é autocurativo:** O corpo humano possui uma capacidade inata de se autocurar. A Cura Prânica atua como um catalisador, acelerando esse processo natural de cura.
- **Energia vital:** O Prana é a energia vital que anima todos os seres vivos. A Cura Prânica utiliza o Prana para energizar e harmonizar o corpo energético.
- **Corpo energético:** O corpo humano possui um corpo energético, composto por chakras, meridianos e aura, que interage com o corpo físico. A Cura Prânica atua no corpo energético, promovendo o equilíbrio e a saúde.
- **Lei do Karma:** A lei do karma afirma que toda ação gera uma reação. A Cura Prânica pode ajudar a equilibrar o karma, promovendo a cura e o bem-estar.

Técnicas da Cura Prânica:
- **Escaneamento:** Técnica para sentir a energia do corpo e identificar áreas de bloqueio ou desequilíbrio.
- **Limpeza:** Remoção de energias densas e estagnadas do corpo energético.
- **Energização:** Suprimento de energia vital (Prana) para o corpo energético.
- **Harmonização:** Equilíbrio do fluxo de energia nos chakras e na aura.

- **Estabilização:** Prevenção da perda de energia e manutenção do equilíbrio energético.

Benefícios da Cura Prânica:
- **Alívio de dores:** A Cura Prânica pode auxiliar no alívio de dores crônicas e agudas, como dores de cabeça, dores nas costas e dores musculares.
- **Redução do estresse e da ansiedade:** A Cura Prânica promove o relaxamento profundo, reduzindo o estresse, a ansiedade e a tensão.
- **Aceleração da cura:** A Cura Prânica pode acelerar o processo de cura de doenças e lesões, complementando os tratamentos médicos convencionais.
- **Fortalecimento do sistema imunológico:** A Cura Prânica fortalece o sistema imunológico, aumentando a resistência a doenças.
- **Equilíbrio emocional:** A Cura Prânica ajuda a equilibrar as emoções, reduzindo a ansiedade, a depressão e outros desequilíbrios emocionais.
- **Cura de traumas:** A Cura Prânica pode auxiliar na cura de traumas emocionais, liberando bloqueios energéticos e promovendo a cura emocional.
- **Aumento da vitalidade:** A Cura Prânica aumenta a vitalidade e a energia do corpo, promovendo o bem-estar físico e mental.
- **Desenvolvimento espiritual:** A Cura Prânica promove o autoconhecimento, o desenvolvimento pessoal e a conexão espiritual.

Aplicando a Cura Prânica:

A Cura Prânica pode ser aplicada em si mesmo ou em outras pessoas. É uma técnica segura e eficaz que pode ser utilizada para tratar uma ampla gama de condições físicas, emocionais e mentais. No entanto, é importante procurar um praticante de Cura Prânica qualificado para receber o tratamento.

Exercício: Limpeza e Energização da Aura

Encontre um lugar tranquilo onde você possa relaxar. Feche os olhos e respire profundamente algumas vezes.

Visualize a sua aura, o campo de energia que envolve o seu corpo. Imagine que a sua aura está sendo limpa e purificada, como se uma luz brilhante estivesse removendo todas as energias densas e negativas.

Em seguida, visualize a sua aura sendo preenchida com energia vital (Prana), como se uma luz dourada estivesse revitalizando e fortalecendo o seu campo energético.

Sinta a sua aura vibrante e radiante, protegendo você e te conectando com a energia universal.

A Cura Prânica é um caminho de cura e harmonização energética. Explore o poder do Prana e permita que ele te revitalize e te cure!

Capítulo 16
O Poder Curativo dos Gestos

Os mudras são uma prática ancestral originária da Índia, onde "mudra" significa "selo" ou "gesto". Eles são utilizados no yoga, na meditação e na dança para canalizar a energia vital, despertar a consciência e promover a cura. Cada mudra possui um significado e um efeito específico sobre o corpo energético, atuando como um circuito que direciona o fluxo de energia para os chakras e meridianos.

Mudras e Chakras: Uma Conexão Energética

Cada chakra, centro de energia do nosso corpo, está associado a um ou mais mudras. Ao realizar um mudra específico, ativamos e harmonizamos o chakra correspondente, equilibrando o fluxo de energia e promovendo a cura física, emocional e espiritual.

Alguns Mudras e seus Benefícios:

- **Gyan Mudra (Mudra do Conhecimento):** Une o polegar e o indicador, formando um círculo. Ativa o chakra frontal, promovendo a concentração, a intuição, a sabedoria e a conexão espiritual.

- **Prana Mudra (Mudra da Vida):** Une o polegar com o anelar e o dedo mínimo. Aumenta a vitalidade, fortalece o sistema imunológico e equilibra o chakra raiz.
- **Apana Mudra (Mudra da Digestão):** Une o polegar com o dedo médio e o anelar. Melhora a digestão, elimina toxinas e equilibra o chakra sacral.
- **Prithvi Mudra (Mudra da Terra):** Une o polegar com o anelar. Promove o aterramento, a estabilidade, a segurança e equilibra o chakra raiz.
- **Varuna Mudra (Mudra da Água):** Une o dedo mínimo com o polegar. Equilibra os fluidos do corpo, hidrata a pele e equilibra o chakra sacral.
- **Vayu Mudra (Mudra do Ar):** Dobre o indicador e pressione-o com o polegar. Reduz a ansiedade, o medo e equilibra o chakra cardíaco.
- **Shunya Mudra (Mudra do Céu):** Dobre o dedo médio e pressione-o com o polegar. Melhora a audição, a comunicação e equilibra o chakra laríngeo.
- **Surya Mudra (Mudra do Sol):** Dobre o anelar e pressione-o com o polegar. Aumenta a energia vital, a força de vontade e equilibra o chakra plexo solar.
- **Buddhi Mudra (Mudra da Mente):** Une o dedo mínimo com o polegar. Melhora a comunicação, a intuição e equilibra o chakra laríngeo.
Utilizando os Mudras:
- **Postura:** Sente-se ou deite-se confortavelmente, mantendo a coluna ereta.

- **Relaxamento:** Relaxe o corpo e a mente, respirando profundamente.
- **Intenção:** Defina a sua intenção para a prática do mudra.
- **Mudra:** Realize o mudra com as duas mãos, aplicando uma leve pressão nos dedos.
- **Tempo:** Mantenha o mudra por alguns minutos, observando as sensações e os efeitos em seu corpo.
- **Respiração:** Respire profundamente e conscientemente durante a prática do mudra.
- **Visualização:** Visualize a energia fluindo pelos seus chakras e meridianos, harmonizando o seu corpo energético.

Mudras e Cura Energética:

Os mudras podem ser utilizados para complementar qualquer técnica de cura energética, como a meditação, a visualização, o Reiki ou a cura com cristais. Ao combinar os mudras com outras práticas, você potencializa os seus efeitos e acelera o processo de cura e transformação.

Benefícios dos Mudras:
- **Equilíbrio dos chakras:** Os mudras harmonizam o fluxo de energia nos chakras, promovendo o equilíbrio físico, emocional e espiritual.
- **Aumento da vitalidade:** Os mudras aumentam a vitalidade e a energia do corpo, promovendo o bem-estar físico e mental.
- **Redução do estresse e da ansiedade:** Os mudras promovem o relaxamento profundo, reduzindo o estresse, a ansiedade e a tensão.

- **Melhora da concentração e do foco:** Os mudras aumentam a concentração e o foco, melhorando o desempenho em diversas áreas da vida.
- **Equilíbrio emocional:** Os mudras ajudam a equilibrar as emoções, reduzindo a ansiedade, a depressão e outros desequilíbrios emocionais.
- **Cura de traumas:** Os mudras podem auxiliar na cura de traumas emocionais, liberando bloqueios energéticos e promovendo a cura emocional.
- **Fortalecimento do sistema imunológico:** Os mudras fortalecem o sistema imunológico, aumentando a resistência a doenças.
- **Desenvolvimento espiritual:** Os mudras promovem o autoconhecimento, o desenvolvimento pessoal e a conexão espiritual.

Exercício: Equilibrando os Chakras com Mudras

Encontre um lugar tranquilo onde você possa relaxar. Feche os olhos e respire profundamente algumas vezes.

Comece realizando o Gyan Mudra, unindo o polegar e o indicador de cada mão, formando um círculo. Mantenha o mudra por alguns minutos, visualizando o chakra frontal, no centro da testa, sendo ativado e harmonizado. Sinta a energia fluindo para o chakra frontal, promovendo a intuição, a sabedoria e a conexão espiritual.

Em seguida, realize o Prana Mudra, unindo o polegar com o anelar e o dedo mínimo de cada mão. Mantenha o mudra por alguns minutos, visualizando o chakra raiz, na base da coluna vertebral, sendo ativado e harmonizado. Sinta a energia fluindo para o chakra raiz, promovendo a vitalidade, a segurança e a conexão com a terra.

Continue realizando os mudras correspondentes a cada chakra, subindo pela coluna vertebral:
- Chakra Sacral: Apana Mudra (polegar com dedo médio e anelar)
- Chakra Plexo Solar: Surya Mudra (polegar com anelar)
- Chakra Cardíaco: Vayu Mudra (indicador dobrado pressionado pelo polegar)
- Chakra Laríngeo: Shunya Mudra (dedo médio dobrado pressionado pelo polegar)
- Chakra Coronário: nenhum mudra específico, apenas mantenha as mãos relaxadas sobre as coxas, com as palmas voltadas para cima.

Ao final da prática, agradeça a si mesmo por dedicar esse tempo ao seu equilíbrio energético e à sua cura.

Os mudras são como chaves que abrem as portas para o fluxo da energia vital. Explore o poder curativo dos gestos e permita que eles te harmonizem e te curem!

Capítulo 17
Mantras para a Cura

Os mantras são sílabas, palavras ou frases em sânscrito, a língua sagrada da Índia, que são repetidas em voz alta ou mentalmente para invocar energias específicas, acalmar a mente, harmonizar as emoções e promover a cura. Cada mantra possui uma vibração única que atua em diferentes níveis do nosso ser, equilibrando os chakras, purificando a aura e despertando a consciência.

A Ciência dos Mantras: Vibrando em Harmonia com o Universo

Os mantras são como códigos sonoros que ativam centros energéticos no corpo e na mente, harmonizando o nosso ser com as vibrações do universo. Ao entoar um mantra, criamos uma ressonância que se propaga por todo o nosso ser, despertando a energia vital e promovendo a cura.

A repetição do mantra cria um estado meditativo, acalmando a mente e abrindo espaço para a conexão com o nosso interior. Os sons vibracionais do mantra atuam nos chakras, nos meridianos e na aura, dissolvendo bloqueios energéticos e promovendo o fluxo harmonioso da energia vital.

Mantras e Cura Energética: Uma Sinergia Vibracional

Os mantras são ferramentas poderosas para complementar qualquer prática de cura energética. Ao combinar os mantras com outras técnicas, como a meditação, a visualização, o Reiki ou a cura com cristais, você potencializa os seus efeitos e acelera o processo de cura e transformação.

Os mantras podem ser usados para:

- **Harmonizar os chakras:** Cada chakra possui um mantra correspondente que pode ser utilizado para equilibrar o fluxo de energia.
- **Purificar a aura:** Alguns mantras possuem vibrações purificadoras que ajudam a limpar a aura de energias negativas.
- **Acalmar a mente:** Mantras como "Om" e "Shanti" promovem o relaxamento e acalmam a mente.
- **Equilibrando as emoções:** Mantras como "Om Mani Padme Hum" ajudam a equilibrar as emoções e promover o bem-estar emocional.
- **Aumentar a energia e a vitalidade:** Mantras como "Om Gam Ganapataye Namaha" invocam a energia e a força de Ganesha, o removedor de obstáculos.
- **Fortalecer o sistema imunológico:** Mantras como "Om Tryambakam Yajamahe Sugandhim Pushtivardhanam Urvarukamiva Bandhanan Mrityor Mukshiya Maamritat" invocam a cura e a proteção.

- **Promover a cura física:** Alguns mantras possuem vibrações curativas específicas que podem auxiliar na cura de doenças e no alívio de dores.
- **Conexão espiritual:** Mantras como "Om Namah Shivaya" e "Om Namo Bhagavate Vasudevaya" aprofundam a conexão com a espiritualidade e com o divino.

Utilizando os Mantras:
- **Entoação:** Encontre um lugar tranquilo onde você possa entoar o mantra em voz alta ou mentalmente.
- **Repetição:** Repita o mantra várias vezes, com concentração e devoção.
- **Postura:** Mantenha uma postura ereta e confortável durante a entoação do mantra.
- **Respiração:** Respire profundamente e conscientemente durante a prática do mantra.
- **Visualização:** Visualize a energia do mantra fluindo pelo seu corpo, harmonizando os seus chakras e promovendo a cura.
- **Intenção:** Defina a sua intenção para a prática do mantra.
- **Concentração:** Concentre-se na vibração do mantra, sentindo a sua ressonância em seu ser.
- **Regularidade:** Pratique o mantra regularmente para obter os seus benefícios.

Alguns Mantras e seus Benefícios:
- **Sobre:** O mantra primordial, representa a vibração do universo e a unidade de todas as

coisas. Promove a paz interior, a harmonia e a conexão espiritual.
- **Om Mani Padme Hum:** O mantra da compaixão, purifica o corpo e a mente, promove a cura e desperta a compaixão.
- **Om Gam Ganapataye Namaha:** Ó mantra de Ganesha, o removedor de obstáculos, invoca a sua força e sabedoria para remover obstáculos e abrir caminhos.
- **Om Namah Shivaya:** O mantra de Shiva, o transformador, promove a transformação, a cura e a libertação.
- **Om Namo Bhagavate Vasudevaya:** Ó mantra de Vishnu, o preservador, invoca a sua proteção, amor e compaixão.
- **Mantra Gayatri:** O mantra da iluminação, invoca a luz do conhecimento, a sabedoria e a purificação.

Exercício: Meditação com o Mantra Om

Encontre um lugar tranquilo onde você possa relaxar. Feche os olhos e respire profundamente algumas vezes.

Comece a entoar o mantra "Om" em voz alta ou mentalmente, com concentração e devoção. Sinta a vibração do mantra ressoando em seu ser, acalmando a sua mente e harmonizando o seu corpo.

Visualize a energia do mantra fluindo pelo seu corpo, purificando a sua aura e equilibrando os seus chakras. Permaneça nesse estado de meditação com o mantra por alguns minutos, permitindo que a sua vibração te cure e te harmonize.

Os mantras são como portais que abrem as portas para a cura e a transformação. Explore o poder vibracional do som e permita que os mantras te guiem em sua jornada de autoconhecimento e bem-estar!

Capítulo 18
Harmonia entre Corpo, Mente e Espírito

O yoga é uma prática milenar originária da Índia que busca a união entre corpo, mente e espírito. Através de posturas físicas (asanas), técnicas de respiração (pranayamas) e meditação, o yoga promove o equilíbrio energético, a flexibilidade, a força, o relaxamento e o bem-estar.

Yoga e Cura Energética: Um Caminho de Autoconhecimento

O yoga e a cura energética se complementam, caminhando lado a lado na busca pelo equilíbrio e pela harmonia do ser. O yoga atua no corpo físico e energético, despertando a energia vital, equilibrando os chakras e promovendo a saúde. A cura energética, por sua vez, atua nos campos sutis de energia, harmonizando a aura, liberando bloqueios e promovendo a autocura.

A prática do yoga desperta a consciência corporal, aumenta a percepção da energia vital e nos conecta com o nosso interior. As posturas físicas (asanas) estimulam os chakras e os meridianos, promovendo o fluxo harmonioso da energia vital. As técnicas de respiração (pranayamas) aumentam a absorção de prana, acalmam a mente e equilibram as emoções. A meditação aprofunda a conexão com o nosso interior, promovendo a paz interior e o autoconhecimento.

Os Benefícios do Yoga para a Cura Energética:
- **Equilíbrio dos chakras:** As posturas físicas (asanas) estimulam e equilibram os chakras, promovendo o fluxo harmonioso da energia vital.
- **Aumento da vitalidade:** O yoga aumenta a vitalidade e a energia do corpo, promovendo o bem-estar físico e mental.
- **Flexibilidade e força:** O yoga aumenta a flexibilidade, a força e o equilíbrio do corpo, prevenindo lesões e promovendo a saúde física.
- **Relaxamento profundo:** O yoga promove o relaxamento profundo, aliviando o estresse, a ansiedade e as tensões do corpo.
- **Alívio de dores:** O yoga pode auxiliar no alívio de dores crônicas e agudas, promovendo o bem-estar físico.
- **Equilíbrio emocional:** O yoga ajuda a equilibrar as emoções, reduzindo a ansiedade, a depressão e outros desequilíbrios emocionais.
- **Cura de traumas:** O yoga pode auxiliar na cura de traumas emocionais, liberando bloqueios energéticos e promovendo a cura emocional.
- **Fortalecimento do sistema imunológico:** O yoga fortalece o sistema imunológico, aumentando a resistência a doenças.

- **Aumento da consciência corporal:** O yoga aumenta a consciência corporal, a percepção dos movimentos e a conexão com o corpo físico.
- **Desenvolvimento espiritual:** O yoga promove o autoconhecimento, o desenvolvimento pessoal e a conexão espiritual.

Asanas para o Equilíbrio Energético:
- **Posturas de pé:** Fortalecem as pernas, o abdômen e a coluna vertebral, promovendo o aterramento e a estabilidade. Exemplos: Tadasana (postura da montanha), Vrikshasana (postura da árvore), Trikonasana (postura do triângulo).
- **Posturas sentadas:** Aumentam a flexibilidade da coluna vertebral, acalmam a mente e promovem a concentração. Exemplos: Sukhasana (postura fácil), Padmasana (postura de lótus), Virasana (postura do herói).
- **Posturas de flexão para frente:** Acalmam o sistema nervoso, reduzem o estresse e a ansiedade, e estimulam os órgãos internos. Exemplos: Paschimottanasana (postura da pinça), Uttanasana (postura da flexão para frente em pé), Janu Sirsasana (postura da cabeça no joelho).
- **Posturas de flexão para trás:** Estimulam o sistema nervoso, aumentam a energia e a vitalidade, e abrem o peito. Exemplos: Bhujangasana (postura da cobra), Dhanurasana (postura do arco), Ustrasana (postura do camelo).
- **Posturas de torção:** Estimulam os órgãos internos, desintoxicam o corpo e equilibram a energia dos chakras. Exemplos: Bharadvajasana

(torção sentada), Ardha Matsyendrasana (meia torção da coluna vertebral), Parivrtta Trikonasana (postura do triângulo invertido).
- **Posturas invertidas:** Aumentam a circulação sanguínea, acalmam a mente e estimulam o sistema endócrino. Exemplos: Salamba Sirsasana (postura do apoio de cabeça), Sarvangasana (postura da vela), Viparita Karani (postura com as pernas para cima na parede).

Pranayamas para o Equilíbrio Energético:
- **Respiração abdominal:** Acalma a mente, reduz o estresse e aumenta a absorção de prana.
- **Respiração alternada (Nadi Shodhana):** Equilibra os hemisférios cerebrais, harmoniza o fluxo de energia nos nadis (canais energéticos) e acalma a mente.
- **Respiração Ujjayi:** Aumenta a capacidade pulmonar, aquece o corpo e promove a concentração.
- **Respiração Bhastrika:** Aumenta a energia vital, purifica o corpo e acalma a mente.
- **Respiração Kapalabhati:** Purifica os pulmões, aumenta a energia vital e promove a clareza mental.

Exercício: Sequência de Yoga para o Equilíbrio Energético
1. **Inicie com a postura da montanha (Tadasana):** Fique em pé com os pés paralelos e unidos, os braços ao lado do corpo e a coluna ereta. Respire profundamente e sinta a conexão com a terra.

2. **Postura da árvore (Vrikshasana):** Levante o pé direito e coloque a sola do pé na parte interna da coxa esquerda. Junte as palmas das mãos em frente ao peito e mantenha o equilíbrio. Respire profundamente e sinta a sua força interior.
3. **Postura do guerreiro II (Virabhadrasana II):** Afaste as pernas, gire o pé direito para fora e flexione o joelho direito. Estenda os braços para os lados, paralelos ao chão. Olhe para a mão direita. Respire profundamente e sinta a sua coragem e determinação.
4. **Postura do triângulo (Trikonasana):** Incline o tronco para a direita, apoiando a mão direita na canela ou no chão. Estenda o braço esquerdo para cima, olhando para a mão esquerda. Respire profundamente e sinta a sua flexibilidade e expansão.
5. **Postura da flexão para frente (Uttanasana):** Flexione o tronco para frente, mantendo as pernas estendidas. Relaxe a cabeça e o pescoço. Respire profundamente e sinta o alongamento da coluna vertebral.
6. **Postura da criança (Balasana):** Sente-se sobre os calcanhares e incline o tronco para frente, apoiando a testa no chão. Relaxe os braços ao lado do corpo. Respire profundamente e sinta a calma e o acolhimento.

Repita a sequência do outro lado.

Finalize a prática com a postura do cadáver (Savasana), deitando-se de costas com os braços ao lado do corpo e as palmas das mãos voltadas para cima.

Relaxe o corpo e a mente, respirando profundamente e sentindo os efeitos da prática em seu ser.

O yoga é um caminho de harmonia entre corpo, mente e espírito. Explore o poder do yoga para despertar a sua energia vital, equilibrar os seus chakras e promover a cura em todos os níveis!

Capítulo 19
Revitalizando-se na Fonte da Vida

A cura com a natureza é uma prática ancestral que reconhece o poder terapêutico da natureza para promover o bem-estar físico, emocional e espiritual. Ao nos conectarmos com a natureza, nos abrimos para receber sua energia vital, que nos nutre, nos harmoniza e nos cura.

A Natureza como um Espelho: Refletindo a Nossa Essência

A natureza é um espelho que reflete a nossa própria natureza. Observando os ciclos da natureza, as estações do ano, o fluxo dos rios, o crescimento das plantas, podemos aprender sobre os nossos próprios ciclos, os nossos ritmos, o nosso processo de transformação.

Na natureza, encontramos a sabedoria da impermanência, da renovação, da interconexão entre todas as coisas. Ao nos conectarmos com a natureza, nos reconectamos com a nossa própria sabedoria interior, com a nossa intuição, com a nossa capacidade inata de cura.

Os Benefícios da Cura com a Natureza:

- **Redução do estresse e da ansiedade:** Estudos comprovam que o contato com a natureza reduz os níveis de cortisol, o hormônio do estresse, promovendo o relaxamento e a sensação de bem-estar.
- **Melhora da saúde física:** Caminhar na natureza, respirar ar puro, tomar sol fortalecem o sistema imunológico, melhoram a circulação sanguínea, aumentam a capacidade pulmonar e promovem a saúde física.
- **Equilíbrio emocional:** A natureza nos ajuda a equilibrar as emoções, acalmando a mente, reduzindo a ansiedade e promovendo a paz interior.
- **Aumento da criatividade e da concentração:** O contato com a natureza estimula a criatividade, aumenta a concentração e melhora o foco.
- **Conexão espiritual:** A natureza nos conecta com a nossa espiritualidade, despertando a nossa intuição, a nossa conexão com o divino e a nossa gratidão pela vida.
- **Cura de traumas:** A natureza pode auxiliar na cura de traumas emocionais, proporcionando um ambiente seguro e acolhedor para a liberação de emoções e a reconexão com a nossa força interior.
- **Aumento da vitalidade:** A natureza nos revitaliza, nos energiza e nos conecta com a força vital do planeta.

Práticas de Cura com a Natureza:
- **Caminhadas na natureza:** Caminhe em parques, florestas, jardins, praias ou montanhas, sentindo a

conexão com a terra, respirando o ar puro e observando a beleza da natureza.
- **Banhos de floresta (Shinrin-Yoku):** Mergulhe na atmosfera da floresta, absorvendo os aromas, os sons e as energias curativas das árvores.
- **Meditação na natureza:** Encontre um lugar tranquilo na natureza para meditar, conectando-se com a energia do ambiente e aprofundando a sua conexão com o seu interior.
- **Jardinagem:** Cultive plantas, flores e ervas, conectando-se com a terra e com o ciclo da vida.
- **Observação da natureza:** Observe o nascer e o por do sol, o movimento das nuvens, o voo dos pássaros, o fluxo dos rios, a dança das folhas ao vento.
- **Contato com os elementos:** Nade no mar, sinta a areia da praia, tome banho de cachoeira, abrace uma árvore, sinta o sol em sua pele, conecte-se com a terra.
- **Gratidão pela natureza:** Cultive a gratidão pela natureza, reconhecendo a sua beleza, a sua sabedoria e os seus benefícios para a nossa vida.

Exercício: Conectando-se com a Energia da Natureza

Encontre um lugar na natureza onde você se sinta à vontade. Pode ser um parque, um jardim, uma floresta ou uma praia.

Sente-se ou deite-se confortavelmente e feche os olhos. Respire profundamente, sentindo o ar puro preenchendo seus pulmões.

Preste atenção aos sons da natureza: o canto dos pássaros, o som do vento, o barulho das folhas, o murmúrio da água.

Sinta a terra sob seus pés, a textura da grama, da areia ou das pedras. Perceba a temperatura do ar, o calor do sol em sua pele, a brisa suave acariciando seu rosto.

Observe as cores da natureza, o verde das árvores, o azul do céu, o colorido das flores. Conecte-se com a beleza e a harmonia da natureza.

Agradeça pela oportunidade de estar em contato com a natureza, recebendo a sua energia vital e a sua cura.

A natureza é a fonte da vida, um santuário de cura e renovação. Reconecte-se com a natureza, abra-se para receber a sua energia vital e permita que ela te cure e te revitalize!

Capítulo 20
Alimentação Energética

A alimentação energética é uma abordagem holística que considera o alimento como fonte de energia vital, além de nutrientes para o corpo físico. Ela se baseia na escolha de alimentos que nutrem o corpo e a alma, promovendo o equilíbrio energético, a saúde e o bem-estar.

Alimentos Vivos: A Força Vital da Natureza

Os alimentos vivos são aqueles que contêm a energia vital da natureza em sua forma mais pura, como frutas frescas, verduras, legumes, brotos, grãos germinados, sementes e oleaginosas. Esses alimentos são ricos em vitaminas, minerais, enzimas e antioxidantes, que nutrem o corpo físico e fortalecem o sistema imunológico.

Além dos nutrientes, os alimentos vivos carregam em si a energia vital (Prana) da natureza, que revitaliza o corpo energético, harmoniza os chakras e promove a saúde. Ao consumirmos alimentos vivos, nos conectamos com a força vital da natureza, absorvendo a sua energia e vibrando em harmonia com o universo.

Alimentos Processados: Energia Estagnada

Os alimentos processados, por outro lado, são aqueles que passaram por processos industriais que alteram a sua composição nutricional e energética. Alimentos industrializados, refinados, enlatados, embalados e com aditivos químicos perdem grande parte da sua energia vital e podem conter toxinas que prejudicam a saúde.

O consumo excessivo de alimentos processados pode levar a desequilíbrios energéticos, bloqueios nos chakras, enfraquecimento do sistema imunológico e doenças.

A Influência da Alimentação na Energia Vital:

A alimentação tem um impacto direto na nossa energia vital. Alimentos vivos e nutritivos aumentam a nossa vitalidade, melhoram o nosso humor, aumentam a nossa concentração e promovem a clareza mental. Alimentos processados e pobres em nutrientes, por outro lado, podem nos deixar cansados, desanimados, irritados e com dificuldade de concentração.

Escolhendo Alimentos que Nutrem o Corpo e a Alma:

- **Priorize alimentos vivos:** Inclua em sua alimentação frutas frescas, verduras, legumes, brotos, grãos germinados, sementes e oleaginosas.
- **Varie as cores:** Consuma alimentos de diferentes cores, pois cada cor possui nutrientes e vibrações específicas que beneficiam o corpo.
- **Coma com atenção plena:** Mastigue bem os alimentos, saboreando cada mordida e apreciando o momento da refeição.

- **Cozinhe com amor:** Prepare os seus alimentos com amor e gratidão, transmitindo energias positivas para a sua comida.
- **Evite alimentos processados:** Reduza o consumo de alimentos industrializados, refinados, enlatados, embalados e com aditivos químicos.
- **Beba água pura:** A água é essencial para a vida e para o bom funcionamento do corpo. Beba água pura e filtrada ao longo do dia.
- **Ouça o seu corpo:** Preste atenção aos sinais do seu corpo e escolha os alimentos que te fazem sentir bem.
- **Moderação e equilíbrio:** Mantenha uma alimentação equilibrada e moderada, sem excessos ou restrições.

Alimentos e Chakras:

Cada chakra está associado a certos alimentos que podem ajudar a equilibrá-lo:

- **Chakra Raiz:** Raízes, tubérculos, proteínas, alimentos vermelhos.
- **Chakra Sacral:** Frutas doces, vegetais alaranjados, sementes, frutos do mar.
- **Chakra Plexo Solar:** Grãos integrais, legumes amarelos, especiarias.
- **Chakra Cardíaco:** Verduras folhosas, legumes verdes, chás.
- **Chakra Laríngeo:** Frutas ácidas, líquidos, alimentos azuis e roxos.
- **Chakra Frontal:** Frutas vermelhas e roxas, chocolate amargo, alimentos ricos em antioxidantes.

- **Chakra Coronário:** Jejum intermitente, alimentos leves e nutritivos.

Exercício: Criando um Prato Energético

Prepare um prato com alimentos vivos e coloridos, combinando frutas, verduras, legumes, grãos e sementes. Agradeça pela abundância de alimentos e pela oportunidade de nutrir o seu corpo e a sua alma.

Coma com atenção plena, mastigando bem os alimentos, saboreando cada mordida e apreciando o momento da refeição. Sinta a energia vital dos alimentos te revitalizando e te conectando com a força da natureza.

A alimentação energética é um caminho de saúde, vitalidade e bem-estar. Escolha alimentos que nutrem o seu corpo e a sua alma, e vibre em harmonia com a natureza!

Capítulo 21
Desintoxicação Energética

A desintoxicação energética é um processo de limpeza e purificação do corpo energético, removendo energias negativas, bloqueios e padrões que impedem o fluxo harmonioso da energia vital. É como um "reset" energético, que nos permite liberar o passado, renovar as energias e abrir espaço para a cura e a transformação.

Fontes de Energias Negativas:

As energias negativas podem se acumular em nosso corpo energético através de diversas fontes:

- **Emoções negativas:** Raiva, medo, tristeza, culpa, ressentimento, quando reprimidas ou não expressadas de forma saudável, podem se cristalizar no corpo energético, formando bloqueios e desequilíbrios.
- **Pensamentos negativos:** Pensamentos de preocupação, ansiedade, crítica, autossabotagem e pessimismo geram energias densas que afetam o nosso campo energético.
- **Experiências traumáticas:** Experiências traumáticas, como acidentes, abusos, perdas e separações, podem deixar marcas profundas no

corpo energético, gerando bloqueios e desequilíbrios.
- **Influências externas:** Podemos absorver energias negativas de outras pessoas, de ambientes carregados ou de situações estressantes.
- **Hábitos de vida:** Hábitos como má alimentação, sedentarismo, consumo de álcool e drogas, e falta de sono podem gerar toxinas energéticas que se acumulam no corpo.

Sinais de Acúmulo de Energias Negativas:
- Cansaço físico e mental
- Dores e desconfortos no corpo
- Ansiedade e estresse
- Insônia
- Irritabilidade e mau humor
- Dificuldade de concentração
- Baixa imunidade
- Doenças frequentes
- Sensação de peso e opressão
- Pesadelos e sonhos perturbadores
- Pensamentos negativos e recorrentes
- Dificuldade em se conectar com a sua intuição

Técnicas de Desintoxicação Energética:
- **Banhos energéticos:** Banhos com ervas, sais ou cristais purificam a aura e removem energias negativas.
- **Defumação:** A defumação com ervas e incensos purifica o ambiente e o corpo energético.
- **Meditação:** A meditação acalma a mente, libera emoções negativas e promove a limpeza energética.

- **Yoga:** A prática do yoga ativa a energia vital, libera bloqueios e promove a desintoxicação energética.
- **Respiração consciente:** A respiração profunda e consciente oxigena o sangue, libera toxinas e purifica o corpo energético.
- **Cristaloterapia:** Alguns cristais, como a turmalina negra e a selenita, absorvem e transmutam energias negativas.
- **Reiki:** O Reiki harmoniza o fluxo de energia vital, dissolve bloqueios e promove a limpeza energética.
- **Cura Prânica:** A Cura Prânica utiliza técnicas de limpeza energética para remover energias negativas e revitalizar o corpo energético.
- **Afirmações positivas:** Afirmações positivas reprogramam a mente, substituindo pensamentos negativos por pensamentos positivos e promovendo a limpeza energética.
- **Visualização:** Visualize a energia negativa sendo removida do seu corpo e substituída por luz e energia vital.
- **Contato com a natureza:** O contato com a natureza purifica a aura, revitaliza o corpo energético e promove a conexão com a energia vital da terra.
- **Alimentação saudável:** Uma alimentação saudável, rica em alimentos vivos e nutritivos, promove a desintoxicação do corpo físico e energético.

Exercício: Banho Energético para Purificação da Aura

Prepare um banho com ervas como alecrim, arruda, guiné ou manjericão. Ferva as ervas em água por alguns minutos e coe. Adicione a água do banho e tome o seu banho como de costume, mentalizando a água e as ervas purificando a sua aura e removendo as energias negativas.

Visualize a água levando embora todas as energias densas e estagnadas, deixando você leve, purificado e revitalizado.

Dicas para Manter o Corpo Energético Limpo:

- **Cultive pensamentos e emoções positivas:** Evite pensamentos negativos, críticas, julgamentos e reclamações. Cultive o otimismo, a gratidão e o amor.
- **Expresse suas emoções de forma saudável:** Não reprima as suas emoções. Encontre formas saudáveis de expressar seus sentimentos, como conversar com alguém de confiança, escrever em um diário, praticar atividades físicas ou artísticas.
- **Proteja-se de energias negativas:** Evite ambientes carregados, pessoas negativas e situações estressantes. Utilize técnicas de proteção energética, como a visualização de um escudo de luz ao seu redor.
- **Pratique a meditação e o relaxamento:** Dedique tempo à meditação, ao relaxamento e a outras práticas que promovem a paz interior e o equilíbrio energético.

- **Mantenha uma alimentação saudável:** Priorize alimentos vivos e nutritivos, evitando alimentos processados e industrializados.
- **Conecte-se com a natureza:** Passe tempo em contato com a natureza, absorvendo a sua energia vital e purificando a sua aura.
- **Pratique a gratidão:** Cultive a gratidão pelas coisas boas da sua vida, pelas pessoas que te amam e pela oportunidade de viver e aprender.

A desintoxicação energética é um processo contínuo de purificação e renovação. Ao liberar as energias negativas, você abre espaço para a cura, a transformação e a manifestação de uma vida mais leve, feliz e abundante!

Capítulo 22
A Cura do Sono

A cura do sono é um reconhecimento da importância do sono para a saúde física, emocional e espiritual. É um convite para honrar o ritmo natural do corpo, cultivando hábitos que promovem o sono reparador e a regeneração do corpo e da mente.

O Sono e a Energia Vital: Recarregando as Baterias da Alma

Durante o sono, o corpo físico descansa, mas o corpo energético continua trabalhando, processando as experiências do dia, liberando emoções e restaurando o equilíbrio energético. O sono é um momento de profunda conexão com a nossa essência, onde a alma se liberta das amarras do corpo físico e viaja para outras dimensões, buscando conhecimento, cura e inspiração.

Um sono reparador é fundamental para a saúde energética. Quando dormimos bem, acordamos com mais energia, vitalidade e disposição para enfrentar os desafios do dia a dia. No entanto, quando o sono é perturbado ou insuficiente, o corpo energético se desequilibra, afetando a nossa saúde física, emocional e mental.

Os Benefícios do Sono Reparador:

- **Regeneração celular:** Durante o sono, o corpo se regenera, reparando tecidos, produzindo hormônios e fortalecendo o sistema imunológico.
- **Equilíbrio energético:** O sono promove o equilíbrio energético, harmonizando os chakras, limpando a aura e restaurando a vitalidade.
- **Saúde emocional:** Um sono reparador ajuda a regular as emoções, reduzindo a ansiedade, o estresse e a irritabilidade.
- **Melhora da memória e concentração:** O sono consolida as memórias, melhora a concentração, o foco e a capacidade de aprendizado.
- **Aumento da criatividade:** O sono estimula a criatividade, a intuição e a conexão com o nosso subconsciente.
- **Rejuvenescimento:** Um sono reparador promove o rejuvenescimento, a beleza e a saúde da pele.
- **Prevenção de doenças:** Dormir bem ajuda a prevenir doenças cardíacas, diabetes, obesidade, depressão e outras doenças crônicas.

Distúrbios do Sono e seus Impactos:

Distúrbios do sono, como insônia, apneia do sono, síndrome das pernas inquietas e sonambulismo, podem afetar a qualidade do sono e prejudicar a saúde física e energética. A insônia, por exemplo, pode levar ao cansaço crônico, à irritabilidade, à dificuldade de concentração, ao enfraquecimento do sistema imunológico e a outros problemas de saúde.

Criando um Ritual para o Sono Reparador:

- **Prepare o ambiente:** Crie um ambiente propício ao sono, com temperatura agradável, pouca luz, silêncio e um colchão confortável.
- **Desacelere:** Diminua o ritmo algumas horas antes de dormir, evitando atividades estimulantes, como trabalhar no computador, assistir televisão ou usar o celular.
- **Relaxamento:** Pratique técnicas de relaxamento, como meditação, yoga, leitura ou um banho quente, para acalmar a mente e o corpo.
- **Alimentação leve:** Evite refeições pesadas antes de dormir. Opte por alimentos leves e de fácil digestão.
- **Chás relaxantes:** Beba chás relaxantes, como camomila, melissa ou lavanda, para promover o sono.
- **Aromaterapia:** Utilize óleos essenciais relaxantes, como lavanda, camomila ou ylang ylang, no difusor de aromas ou no travesseiro.
- **Rotina regular:** Mantenha uma rotina regular de sono, dormindo e acordando em horários semelhantes todos os dias, mesmo nos finais de semana.
- **Exercícios físicos:** Pratique exercícios físicos regularmente, mas evite exercícios intensos perto da hora de dormir.
- **Evite cafeína e álcool:** Evite o consumo de cafeína e álcool à noite, pois podem interferir na qualidade do sono.
- **Desconecte-se:** Desligue os aparelhos eletrônicos, como celular, computador e televisão, pelo menos

uma hora antes de dormir. A luz azul emitida por esses aparelhos pode interferir na produção de melatonina,[1] o hormônio do sono.

- **Exercício: Meditação para o Sono Reparador**

Deite-se confortavelmente em sua cama e feche os olhos. Respire profundamente algumas vezes, sentindo o ar entrando e saindo dos seus pulmões.

Leve a sua atenção para o seu corpo, relaxando cada parte, dos pés à cabeça. Solte as tensões, os pensamentos e as preocupações do dia.

Imagine que você está em um lugar tranquilo e seguro, como um jardim florido, uma praia deserta ou uma floresta serena. Sinta a paz e a tranquilidade do ambiente te envolvendo.

Visualize uma luz suave e acolhedora te envolvendo, trazendo calma e relaxamento para o seu corpo e mente. Sinta a energia da cura te renovando e te revitalizando enquanto você dorme.

Afirme para si mesmo: "Eu me entrego ao sono reparador. Meu corpo e minha mente se regeneram enquanto eu durmo. Eu acordo renovado e cheio de energia."

O sono é um presente da natureza, um momento de cura e renovação. Honre o seu sono, cultive hábitos saudáveis e permita que a cura do sono te revitalize e te renove a cada noite!

Capítulo 23
A Cura Através das Ondas Sonoras

A cura pelo som é uma prática ancestral que utiliza vibrações sonoras para promover o bem-estar físico, emocional e espiritual. Através de instrumentos musicais, voz, sons da natureza ou tecnologias modernas, a cura pelo som harmoniza nosso corpo energético, equilibra os chakras e promove a autocura.

O Corpo como um Instrumento Musical: Vibrando em Harmonia com o Som

O nosso corpo é como um instrumento musical, composto por células, tecidos, órgãos e sistemas que vibram em diferentes frequências. Quando estamos em harmonia, o nosso corpo vibra em uma frequência equilibrada e saudável. No entanto, o estresse, as emoções negativas, traumas e doenças podem criar desarmonias e bloqueios energéticos que afetam nossa vibração e nossa saúde.

A cura pelo som atua como um afinador, ajustando a vibração do nosso corpo e restaurando a harmonia. As ondas sonoras penetram em nosso ser, massageando as células, liberando tensões e promovendo o fluxo de energia vital.

Os Benefícios da Cura pelo Som:
- **Relaxamento profundo:** Sons suaves e harmoniosos, como música instrumental, sons da natureza ou cantos Gregorianos, promovem o relaxamento profundo, reduzindo o estresse, a ansiedade e a tensão muscular.
- **Equilíbrio emocional:** Música e sons podem ajudar a equilibrar emoções, liberando emoções negativas, como raiva, medo e tristeza, e promovendo a alegria, a paz interior e o bem-estar emocional.
- **Alívio de dores:** As vibrações sonoras podem auxiliar no alívio de dores crônicas e agudas, promovendo o relaxamento muscular, a liberação de endorfinas e a redução da inflamação.
- **Melhora do sono:** Sons relaxantes e calmantes, como música suave, sons da natureza ou mantras, podem ajudar a melhorar a qualidade do sono, promovendo o relaxamento e a indução do sono profundo.
- **Aumento da criatividade e da concentração:** Certos tipos de música e sons podem estimular a criatividade, aumentar a concentração e melhorar o foco.
- **Harmonização dos chakras:** Cada chakra possui uma frequência sonora específica que pode ser utilizada para harmonizar o fluxo de energia e promover o equilíbrio.
- **Limpeza energética:** Sons como taças tibetanas, gongos e diapasões podem ajudar a limpar a aura e remover energias negativas.

- **Conexão espiritual:** A música e os sons sagrados podem aprofundar a conexão espiritual, elevar a consciência e promover a paz interior.

Técnicas de Cura pelo Som:
- **Musicoterapia:** Utilização da música como ferramenta terapêutica para promover o bem-estar físico, emocional e mental.
- **Terapia com sons da natureza:** Uso de sons da natureza, como o som das ondas do mar, do vento, da chuva ou dos pássaros, para promover o relaxamento, a cura e a conexão com a natureza.
- **Cantoterapia:** Utilização da voz e do canto para harmonizar o corpo energético, equilibrar as emoções e promover a cura.
- **Taças tibetanas:** As taças tibetanas produzem sons vibracionais que penetram profundamente no corpo, promovendo o relaxamento, a cura e a harmonização energética.
- **Gongos:** Os gongos produzem sons poderosos que promovem a liberação de tensões, a limpeza energética e a expansão da consciência.
- **Diapasões:** Os diapasões emitem frequências sonoras específicas que atuam nos chakras e nos meridianos, promovendo o equilíbrio energético e a cura.

Exercício: Relaxamento com Sons da Natureza

Encontre um lugar tranquilo onde você possa relaxar. Feche os olhos e respire profundamente algumas vezes.

Coloque uma música com sons da natureza, como o som das ondas do mar, da chuva ou dos pássaros.

Permita que os sons te envolvam, acalmando a sua mente e relaxando o seu corpo.

Visualize-se em um ambiente natural tranquilo e sereno, como uma praia deserta, uma floresta exuberante ou um campo florido. Sinta a paz e a harmonia da natureza te envolvendo.

Preste atenção aos sons, percebendo as diferentes nuances e frequências. Sinta as vibrações sonoras penetrando em seu ser, harmonizando o seu corpo energético e promovendo o relaxamento profundo.

Permaneça nesse estado de relaxamento por alguns minutos, permitindo que os sons da natureza te curem e te revitalizem.

A cura pelo som é um caminho de harmonia e bem-estar. Explore o poder das vibrações sonoras e permita que a música da vida te cure e te transforme!

Capítulo 24
Limpeza Energética da Casa

A limpeza energética da casa é uma prática que visa purificar e harmonizar as energias do ambiente, removendo energias densas e estagnadas, e atraindo vibrações positivas de paz, amor e prosperidade. É um ritual de cuidado com o lar, que cria um ambiente harmonioso e acolhedor para você e sua família.

A Casa como um Espelho: Refletindo as Energias dos Moradores

Nossa casa é como um espelho que reflete nossas energias, emoções e pensamentos. As energias dos moradores, as visitas, os acontecimentos do dia a dia, tudo isso deixa marcas no campo energético da casa. Quando as energias estão em harmonia, o lar se torna um refúgio de paz e bem-estar. No entanto, quando há desequilíbrios energéticos, a casa pode se tornar um ambiente pesado, cansativo e até mesmo propício a conflitos e doenças.

Sinais de Desequilíbrio Energético na Casa:
- Sensação de peso e opressão ao entrar na casa
- Dificuldade de relaxar e se sentir à vontade no lar
- Brigas e discussões frequentes entre os moradores

- Doenças frequentes e sensação de cansaço constante
- Dificuldade de dormir e pesadelos
- Plantas que murcham com facilidade
- Aparelhos eletrônicos que quebram com frequência
- Sensação de energias negativas em determinados cômodos
- Presença de insetos e pragas
- Objetos que quebram ou caem sem motivo aparente

Fontes de Energias Negativas na Casa:
- Emoções negativas dos moradores e visitantes
- Pensamentos negativos e padrões de crenças limitantes
- Experiências traumáticas e memórias dolorosas do passado
- Objetos carregados de energias negativas, como antiguidades, objetos herdados ou presentes de pessoas com energias densas
- Ambientes carregados, como hospitais, cemitérios ou locais onde ocorreram eventos negativos
- Desordem e acúmulo de objetos
- Falta de ventilação e luz natural
- Energias telúricas, como falhas geológicas ou cruzamento de linhas de energia negativa

Técnicas de Limpeza Energética da Casa:
- **Organização e limpeza física:** Comece com uma limpeza física completa da casa, organizando os armários, limpando os cômodos, lavando as roupas de cama e abrindo as janelas para ventilar

o ambiente. A desordem e o acúmulo de objetos impedem o fluxo de energia vital.
- **Defumação:** A defumação com ervas e incensos purifica o ambiente, removendo energias negativas e harmonizando o campo energético da casa. Utilize ervas como alecrim, arruda, salvar, palo santo ou incenso de sândalo, mirra ou olíbano.
- **Sal grosso:** O sal grosso é um poderoso purificador energético. Coloque um copo com água e sal grosso nos cantos dos cômodos ou espalhe sal grosso pelo chão, deixando agir por algumas horas e depois aspirando ou varrendo.
- **Cristais:** Cristais como a turmalina negra, a selenita e o quartzo transparente purificam e harmonizam as energias do ambiente. Coloque os cristais em pontos estratégicos da casa, como uma sala de estar, o quarto ou a entrada.
- **Aromaterapia:** Utilize óleos essenciais purificadores, como alecrim, eucalipto, tea tree ou lavanda, no difusor de aromas ou em spray para limpar e harmonizar o ambiente.
- **Filhos:** Sons como taças tibetanas, gongos, mantras ou música relaxante harmonizam as energias do ambiente e promovem a paz e o bem-estar.
- **Feng Shui:** O Feng Shui é uma técnica chinesa que harmoniza o ambiente através da disposição dos móveis, cores e objetos. Aplicar os princípios do Feng Shui pode melhorar o fluxo de energia vital na casa.

- **Reiki:** Aplique Reiki nos cômodos da casa, canalizando a energia Reiki para purificar e harmonizar o ambiente.
- **Oração e visualização:** Minério, mentalize ou visualize a sua casa sendo preenchida por luz, paz e harmonia. Imagine que todas as energias negativas estão sendo removidas e substituídas por vibrações positivas de amor, prosperidade e bem-estar.

Mantendo a Energia da Casa Limpa e Harmoniosa:
- **Limpeza regular:** Mantenha a casa limpa e organizada, evitando o acúmulo de objetos e a desordem.
- **Ventilação:** Abra as janelas diariamente para renovar o ar e permitir a entrada de luz natural.
- **Plantas:** Cultive plantas em sua casa, pois elas purificam o ar e trazem a energia vital da natureza para o ambiente.
- **Aromas:** Utilize aromas agradáveis e purificadores, como incensos, óleos essenciais ou flores frescas.
- **Música:** Coloque músicas relaxantes e harmoniosas para criar uma atmosfera de paz e bem-estar.
- **Harmonia entre os moradores:** Cultive a harmonia e o respeito entre os moradores da casa, evitando brigas, discussões e pensamentos negativos.

- **Gratidão:** Cultive a gratidão pelo seu lar, reconhecendo-o como um santuário de paz e acolhimento.

Exercício: Purificando a Energia da sua Casa

Escolha uma técnica de limpeza energética que te agrade, como a defumação, o uso de sal grosso ou a aromaterapia.

Percorra todos os cômodos da sua casa, aplicando a técnica escolhida e mentalizando a remoção de todas as energias negativas e a harmonização do ambiente.

Ao final da prática, agradeça pelo seu lar e peça proteção e harmonia para o seu ambiente.

A limpeza energética da casa é um ritual de cuidado e amor com o seu lar. Ao purificar e harmonizar as energias do ambiente, você cria um santuário de paz, bem-estar e prosperidade para você e sua família!

Capítulo 25
Blindando a Aura, Fortalecendo o Espírito

A proteção energética é um conjunto de práticas e técnicas que visam fortalecer o nosso campo energético, criando um escudo protetor contra as energias negativas, influências externas e ataques psíquicos. É como uma armadura invisível que nos blinda, preservando a nossa energia vital, a nossa saúde e a nossa paz interior.

Vulnerabilidades energéticas: lacunas na força interior

O nosso corpo energético pode apresentar vulnerabilidades que permitem a entrada de energias negativas, assim como um castelo pode ter brechas em suas muralhas. Essas vulnerabilidades podem ser causadas por:

- **Desequilíbrios emocionais:** Emoções negativas como medo, raiva, tristeza e ansiedade enfraquecem o nosso campo energético, tornando-nos mais suscetíveis a influências externas.
- **Pensamentos negativos:** Pensamentos de autossabotagem, dúvida, insegurança e pessimismo criam brechas em nossa aura, permitindo a entrada de energias negativas.

- **Cansaço físico e mental:** O cansaço físico e mental drena a nossa energia vital, enfraquecendo o nosso campo energético e tornando-nos mais vulneráveis.
- **Ambientes carregados:** Ambientes carregados de energias negativas, como hospitais, cemitérios ou locais onde ocorreram eventos traumáticos, podem afetar o nosso campo energético.
- **Pessoas negativas:** Pessoas negativas, invejosas ou que se alimentam da energia dos outros podem drenar a nossa energia vital e afetar o nosso campo áurico.
- **Ataques psíquicos:** Ataques psíquicos, como inveja, mau-olhado, magia negra ou vampirismo energético, podem direcionar energias negativas para o nosso campo energético.

Sinais de Ataque Energético:
- Sensação de cansaço repentino e inexplicável
- Dores de cabeça e tonturas
- Ansiedade e medo sem motivo aparente
- Pesadelos e sono agitado
- Sensação de opressão no peito
- Mudanças bruscas de humor
- Pensamentos negativos intrusivos
- Dificuldade de concentração
- Sensação de ser observado ou seguido
- Presença de energias negativas no ambiente

Técnicas de Proteção Energética:
- **Fortalecimento da aura:** Pratique técnicas que fortalecem a sua aura, como a meditação, o yoga, a respiração consciente e a alimentação saudável.

- **Visualização:** Visualize um escudo de luz ao seu redor, protegendo você de energias negativas. Imagine essa luz como uma barreira impenetrável que repele qualquer energia negativa.
- **Afirmações positivas:** Repita afirmações positivas de proteção, como "Eu estou protegido por um escudo de luz", "A energia divina me protege de todo o mal" ou "Eu sou forte e invulnerável".
- **Cristais:** Utilize cristais de proteção, como a turmalina negra, o olho de tigre, a ametista ou o quartzo transparente, para criar uma barreira energética ao seu redor. Carregue os cristais com você ou coloque-os em sua casa ou ambiente de trabalho.
- **Amuletos e talismãs:** Utilize amuletos e talismãs de proteção, como o olho grego, a cruz, o pentagrama ou outros símbolos que representem proteção para você.
- **Ervas de proteção:** Utilize ervas de proteção, como arruda, alecrim, guiné, manjericão ou alho, para defumar o ambiente ou preparar banhos de proteção.
- **Anjos e seres de luz:** Invoque a proteção dos anjos, guias espirituais ou seres de luz em quem você acredita. Peça a sua proteção e orientação para se manter seguro e protegido.
- **Limpeza energética:** Realize limpezas energéticas regulares em si mesmo e em seu ambiente para remover energias negativas e manter o seu campo energético limpo e protegido.

- **Intuição:** Confie na sua intuição. Se você sentir que está sendo alvo de energias negativas ou ataques psíquicos, afaste-se da pessoa ou do ambiente que está te causando essa sensação.
- **Eleve a sua vibração:** Cultive pensamentos e emoções positivas, pratique a gratidão, conecte-se com a sua espiritualidade e faça atividades que te tragam alegria e bem-estar. Quanto mais elevada a sua vibração, mais protegido você estará de energias negativas.

Exercício: Criando um Escudo de Luz

Encontre um lugar tranquilo onde você possa relaxar. Feche os olhos e respire profundamente algumas vezes.

Visualize uma luz branca e brilhante envolvendo todo o seu corpo, formando um escudo protetor ao seu redor. Imagine essa luz como uma barreira impenetrável que repele qualquer energia negativa.

Sinta a luz te preenchendo de paz, segurança e força. Afirme para si mesmo: "Eu estou protegido por um escudo de luz. Nenhuma energia negativa pode me afetar."

Repita esse exercício diariamente, especialmente antes de se expor a ambientes carregados ou a pessoas negativas.

A proteção energética é um ato de autocuidado e amor próprio. Ao fortalecer o seu campo energético e criar um escudo protetor, você preserva a sua energia vital, a sua saúde e a sua paz interior!

Capítulo 26
Cura com Animais

A cura com animais, também conhecida como zooterapia ou terapia assistida por animais, reconhece o poder terapêutico da interação com os animais para promover o bem-estar físico, emocional e social. Os animais, com sua presença amorosa e sua sabedoria instintiva, nos ajudam a conectar com a nossa essência, a liberar emoções, a superar desafios e a encontrar a cura interior.

Animais: Mestres da Cura Incondicional

Os animais são seres sensíveis e intuitivos, capazes de perceber as nossas emoções e energias. Eles nos oferecem amor incondicional, sem julgamentos ou expectativas, criando um espaço seguro para nos expressarmos livremente e nos conectarmos com a nossa vulnerabilidade.

A interação com os animais libera hormônios do bem-estar, como a ocitocina, a serotonina e a dopamina, reduzindo o estresse, a ansiedade e a depressão. Os animais nos ensinam sobre a importância do momento presente, da alegria, da espontaneidade e da conexão com a natureza.

Os Benefícios da Cura com Animais:

- **Redução do estresse e da ansiedade:** A interação com animais reduz os níveis de cortisol, o hormônio do estresse, promovendo o relaxamento e a sensação de bem-estar.
- **Melhora da saúde física:** Cuidar de um animal, como passear com um cachorro ou brincar com um gato, estimula a atividade física, melhora a saúde cardiovascular e fortalece o sistema imunológico.
- **Equilíbrio emocional:** Os animais nos ajudam a equilibrar as emoções, acalmando a mente, reduzindo a ansiedade e promovendo a paz interior.
- **Aumento da autoestima e da confiança:** A interação com animais aumenta a autoestima, a confiança e a sensação de pertencimento.
- **Desenvolvimento social:** Cuidar de um animal estimula o desenvolvimento social, a responsabilidade e a compaixão.
- **Superação de desafios:** Os animais podem auxiliar na superação de desafios, como a depressão, a ansiedade, o transtorno de estresse pós-traumático e o autismo.
- **Conexão com a natureza:** Os animais nos conectam com a natureza, despertando a nossa intuição, a nossa sensibilidade e a nossa conexão com o mundo natural.
- **Cura emocional:** Os animais podem auxiliar na cura emocional, proporcionando um espaço seguro para a liberação de emoções e a reconexão com a nossa força interior.

- **Aumento da vitalidade:** A interação com animais nos revitaliza, nos energiza e nos conecta com a alegria e a espontaneidade da vida.

Tipos de Terapia Assistida por Animais:

- **Terapia com cães:** Os cães são animais sociais e leais, capazes de criar laços profundos com os humanos. A terapia com cães pode auxiliar no tratamento de diversas condições, como a depressão, a ansiedade, o autismo e o transtorno de estresse pós-traumático.
- **Terapia com gatos:** Os gatos são animais independentes e afetuosos, que proporcionam companhia e conforto. A terapia com gatos pode auxiliar no tratamento da ansiedade, do estresse e da depressão.
- **Terapia com cavalos (equoterapia):** A equoterapia utiliza o movimento do cavalo para estimular o desenvolvimento físico, emocional e social de pessoas com deficiência ou necessidades especiais.
- **Terapia com golfinhos:** A terapia com golfinhos usa a interação com golfinhos para promover o bem-estar físico e emocional, auxiliando no tratamento de condições como depressão, ansiedade e autismo.
- **Terapia com aves:** A interação com aves, como papagaios, periquitos e canários, pode auxiliar no tratamento da depressão, da ansiedade e do isolamento social.

Encontrando a Cura na Conexão com os Animais:

- **Adote um animal de estimação:** Adotar um animal de estimação pode trazer alegria, companhia e amor incondicional para a sua vida. Escolha um animal que se adapte ao seu estilo de vida e às suas necessidades.
- **Voluntariado em abrigos:** Se você não pode ter um animal de estimação, considere ser voluntário em um abrigo de animais. Ajudar a cuidar de animais abandonados é uma forma de se conectar com o reino animal e fazer a diferença na vida deles.
- **Terapia assistida por animais:** Procure um profissional qualificado em terapia assistida por animais se você busca auxílio para superar desafios emocionais ou físicos.
- **Observação da natureza:** Observe os animais em seu habitat natural, como pássaros, esquilos, borboletas ou outros animais que vivem em sua região. Conecte-se com a beleza e a sabedoria do reino animal.
- **Respeito e cuidado:** Trate todos os animais com respeito, amor e cuidado. Lembre-se que eles são seres sensíveis e merecem o nosso carinho e proteção.

Exercício: Conectando-se com a Energia de um Animal

Escolha um animal com o qual você se sinta conectado, seja um animal de estimação, um animal que você observa na natureza ou um animal que você admira.

Encontre um lugar tranquilo onde você possa relaxar. Feche os olhos e respire profundamente algumas vezes.

Visualize o animal que você escolheu. Observe seus movimentos, suas cores, sua expressão. Sinta a sua energia, sua presença, sua sabedoria.

Imagine que você está se comunicando com o animal, telepaticamente ou através do coração. Permita que ele te transmita a sua energia de cura, de paz e de amor incondicional.

Agradeça ao animal pela sua presença e pela sua sabedoria.

A cura com animais é um caminho de conexão com a natureza, de amor incondicional e de despertar da sabedoria interior. Abra o seu coração para o reino animal e permita que a sua energia te cure e te transforme!

Capítulo 27
Cura a Distância

Estamos todos interligados por uma teia invisível de energia, um campo universal que nos conecta uns aos outros e a tudo o que existe. Essa conexão energética nos permite enviar e receber energia de cura, independentemente da distância física. A cura a distância se baseia nesse princípio de interconexão, utilizando a intenção e a visualização para direcionar a energia de cura para o receptor, seja ele uma pessoa, um animal, uma planta ou uma situação.

Princípios da Cura a Distância:

- **Intenção:** A intenção é a força motriz da cura a distância. É a sua intenção clara e focada que direciona a energia de cura para o receptor.
- **Visualização:** A visualização é uma ferramenta poderosa para criar a conexão energética com o receptor e direcionar a energia de cura. Visualize o receptor recebendo a energia de cura, sentindo-se melhor e se curando.
- **Conexão:** A conexão energética com o receptor é fundamental para a cura a distância. Sinta a conexão com o receptor, imagine um cordão de

luz conectando vocês ou visualize o receptor em sua mente.
- **Compaixão e amor:** Envie a energia de cura com compaixão, amor e a intenção genuína de ajudar o receptor.
- **Ética:** Peça permissão ao receptor antes de enviar a energia de cura, respeitando o seu livre arbítrio e a sua autonomia. Se o receptor não estiver consciente ou não puder dar permissão, peça permissão ao seu Eu Superior ou a um guia espiritual.
- **Confiança:** Confie na sua capacidade de enviar e receber energia de cura a distância. Confie na inteligência da energia universal para direcionar a cura para onde ela é mais necessária.

Técnicas de Cura a Distância:
- **Reiki a distância:** O Reiki pode ser enviado a distância utilizando símbolos e técnicas específicas para direcionar a energia de cura para o receptor.
- **Cura Prânica a distância:** A Cura Prânica utiliza técnicas de limpeza e energização a distância para harmonizar o corpo energético do receptor.
- **Oração e meditação:** A oração e a meditação são ferramentas poderosas para enviar energia de cura a distância. Conecte-se com o receptor em seus pensamentos e orações, enviando amor, cura e luz.
- **Visualização criativa:** Visualize o receptor recebendo a energia de cura, sentindo-se melhor e se curando. Imagine a energia de cura envolvendo

o receptor, harmonizando o seu corpo energético e promovendo o seu bem-estar.
- **Cristais:** Utilize cristais para amplificar e direcionar a energia de cura a distância. Programe o cristal com a sua intenção de cura e visualize a energia do cristal sendo enviada para o receptor.

Benefícios da Cura a Distância:
- **Promove a cura física, emocional e espiritual:** A cura a distância pode auxiliar na cura de doenças, no alívio de dores, no equilíbrio emocional e no desenvolvimento espiritual do receptor.
- **Transcende as limitações físicas:** A cura a distância pode ser enviada para qualquer pessoa, animal ou situação, independentemente da distância física.
- **Fortalece a conexão energética:** A prática da cura a distância fortalece a nossa conexão energética com o receptor e com a energia universal.
- **Promove a compaixão e o amor incondicional:** A cura a distância nos convida a cultivar a compaixão, o amor incondicional e o desejo de ajudar o próximo.
- **Expande a consciência:** A prática da cura a distância expande a nossa consciência, nos conectando com a nossa capacidade inata de curar e de ajudar os outros.

Exercício: Enviando Cura a Distância

Encontre um lugar tranquilo onde você possa relaxar. Feche os olhos e respire profundamente algumas vezes.

Conecte-se com o receptor da cura a distância, visualizando-o em sua mente ou sentindo a sua presença energética.

Defina a sua intenção de cura, visualizando o receptor recebendo a energia de cura, sentindo-se melhor e se curando.

Utilize a técnica de cura a distância que você preferir, como o Reiki a distância, a Cura Prânica a distância, a oração, a meditação ou a visualização criativa.

Envie a energia de cura com compaixão, amor e a intenção genuína de ajudar o receptor.

Confie na inteligência da energia universal para direcionar a cura para onde ela é mais necessária.

Agradeça pela oportunidade de enviar cura a distância e pela conexão energética com o receptor.

A cura a distância é um ato de amor e compaixão que transcende as fronteiras físicas. Ao enviar energia de cura a distância, você se conecta com a teia da vida, contribuindo para a cura e o bem-estar do planeta!

Capítulo 28
Trabalhando com a Energia dos Anjos

Os anjos são seres espirituais que vibram em uma frequência elevada de amor e luz. Eles atuam como intermediários entre o céu e a terra, trazendo mensagens divinas, proteção, cura e orientação para aqueles que os invocam. Trabalhar com a energia dos anjos é despertar a nossa conexão com o divino, acessar a sabedoria celestial e receber o amparo e a cura que precisamos para trilhar o nosso caminho com mais leveza e harmonia.

Anjos: Guardiões e Curadores da Alma

Cada um de nós possui um anjo da guarda, um anjo que nos acompanha desde o nascimento, guiando-nos, protegendo-nos e inspirando-nos em nossa jornada. Além do anjo da guarda, existem diversos outros anjos com diferentes funções e especialidades, como os arcanjos, os anjos da cura, os anjos da prosperidade, os anjos do amor e muitos outros.

Os anjos atuam em nosso campo energético, harmonizando a nossa aura, equilibrando os nossos chakras e promovendo a cura física, emocional e espiritual. Eles nos ajudam a liberar medos, inseguranças e bloqueios energéticos, abrindo caminho para a manifestação da nossa luz interior e do nosso potencial divino.

Benefícios de Trabalhar com a Energia dos Anjos:

- **Cura:** Os anjos podem auxiliar na cura de doenças, no alívio de dores e na recuperação de traumas físicos e emocionais.
- **Proteção:** Os anjos nos protegem de energias negativas, de influências externas e de perigos físicos e espirituais.
- **Orientação:** Os anjos nos guiam em nossa jornada, inspirando-nos, intuindo-nos e ajudando-nos a tomar decisões sábias e alinhadas com o nosso propósito de vida.
- **Conexão espiritual:** Conectar-se com os anjos fortalece a nossa conexão com o divino, despertando a nossa espiritualidade e a nossa fé.
- **Paz interior:** Os anjos nos trazem paz interior, acalmando a mente, harmonizando as emoções e elevando o nosso espírito.
- **Amor incondicional:** Os anjos nos envolvem em seu amor incondicional, ajudando-nos a amar a nós mesmos e aos outros.
- **Manifestação:** Os anjos podem auxiliar na manifestação dos nossos sonhos e desejos, abrindo caminhos e atraindo oportunidades para a nossa vida.

Como se Conectar com a Energia dos Anjos:

- **Invocação:** Invoque os anjos através da oração, da meditação ou simplesmente chamando por

seus nomes. Peça a sua ajuda, proteção e orientação.
- **Crie um altar angelical:** Crie um espaço sagrado em sua casa dedicado aos anjos, com velas, cristais, flores e imagens de anjos.
- **Utilize cristais angelicais:** Cristais como a celestita, a angelita e o quartzo rosa facilitam a conexão com a energia dos anjos.
- **Ouça músicas angelicais:** Músicas com frequências elevadas e melodias suaves harmonizam a nossa energia e facilitam a conexão com os anjos.
- **Utilize óleos essenciais angelicais:** Óleos essenciais como a lavanda, a mirra e o olíbano purificam o ambiente e elevam a vibração, facilitando a conexão com os anjos.
- **Preste atenção aos sinais:** Os anjos se comunicam conosco através de sinais, como números repetidos, penas, nuvens em formato de asas, músicas, sonhos e intuições. Preste atenção aos sinais que o universo te envia.
- **Confie na sua intuição:** A sua intuição é a voz dos anjos te guiando. Confie na sua intuição e siga os seus impulsos.

Arcanjos e suas Especialidades:
- **Miguel:** Proteção, coragem, força, liberação de medos.
- **Rafael:** Cura física, emocional e espiritual.
- **Gabriel:** Comunicação, criatividade, inspiração, purificação.

- **Uriel:** Sabedoria, conhecimento, iluminação, prosperidade.
- **Jofiel:** Beleza, arte, criatividade, harmonia.
- **Chamuel:** Amor incondicional, compaixão, perdão, relacionamentos.
- **Zadkiel:** Transmutação, liberação do passado, compaixão.

Exercício: Meditação para Conectar com o seu Anjo da Guarda

Encontre um lugar tranquilo onde você possa relaxar. Feche os olhos e respire profundamente algumas vezes.

Invoque o seu anjo da guarda, chamando por seu nome ou simplesmente pedindo a sua presença.

Visualize o seu anjo da guarda ao seu lado, envolvendo você em suas asas de luz e amor. Sinta a sua presença amorosa e acolhedora.

Agradeça ao seu anjo da guarda por sua proteção, orientação e amor incondicional. Peça a sua ajuda para trilhar o seu caminho com mais leveza, harmonia e sabedoria.

Converse com o seu anjo da guarda, compartilhando seus sonhos, seus medos e suas alegrias. Peça a sua orientação para as decisões que você precisa tomar.

Sinta a paz e a serenidade que a presença do seu anjo da guarda te traz. Confie que você está sendo guiado e protegido a cada passo da sua jornada.

Trabalhar com a energia dos anjos é abrir o coração para a luz divina, para a cura e para a orientação celestial. Invoque os anjos, confie na sua

presença e permita que eles te guiem em sua jornada de luz!

Capítulo 29
Desvendando os Mistérios do Ser

O autoconhecimento é a chave para a cura interior, a bússola que nos guia na jornada de transformação e crescimento pessoal. É o processo de se conhecer profundamente, de se tornar consciente de quem você é, dos seus valores, das suas motivações, dos seus sonhos e dos seus desafios. É a base para uma vida mais autêntica, consciente e plena.

O Labirinto Interior: Desvendando as Camadas do Ser

O autoconhecimento é como navegar por um labirinto interior, desvendando as camadas do ser, as máscaras que usamos, as crenças que nos limitam e os padrões que nos impedem de ser quem realmente somos. É um processo de descoberta, de desconstrução e de reconstrução, onde nos libertamos das ilusões e nos conectamos com a nossa verdadeira essência.

Os Benefícios do Autoconhecimento:
- **Autoaceitação:** Ao se conhecer profundamente, você aprende a se aceitar como você é, com suas qualidades e desafios, sem julgamentos ou autocríticas.

- **Autoconfiança:** O autoconhecimento fortalece a sua autoconfiança, pois você se torna consciente de seus talentos, habilidades e potenciais.
- **Relacionamentos mais saudáveis:** Ao se conhecer melhor, você se torna mais capaz de se relacionar de forma autêntica e saudável com os outros, estabelecendo limites e comunicando suas necessidades de forma clara e assertiva.
- **Tomadas de decisões mais conscientes:** O autoconhecimento te ajuda a tomar decisões mais conscientes e alinhadas com seus valores e objetivos de vida.
- **Superação de desafios:** Ao conhecer seus pontos fortes e fracos, você se torna mais capaz de superar desafios e lidar com as adversidades da vida.
- **Crescimento pessoal:** O autoconhecimento é um processo contínuo de aprendizado e crescimento, que te impulsiona a evoluir e a se tornar a melhor versão de si mesmo.
- **Cura emocional:** O autoconhecimento te ajuda a identificar e liberar emoções negativas, traumas do passado e padrões de comportamento que te impedem de ser feliz.
- **Propósito de vida:** O autoconhecimento te ajuda a descobrir o seu propósito de vida, a sua missão e o que te faz sentir realizado e feliz.
- **Paz interior:** Ao se conectar com a sua essência, você encontra a paz interior, a serenidade e a harmonia com a vida.

Ferramentas para o Autoconhecimento:

- **Introspecção:** Reserve tempo para se conectar com o seu interior, refletindo sobre seus pensamentos, emoções, crenças e comportamentos.
- **Meditação:** A meditação acalma a mente, aumenta a autoconsciência e te conecta com a sua essência.
- **Yoga:** A prática do yoga te conecta com o seu corpo, aumenta a sua consciência corporal e te ajuda a liberar emoções e tensões.
- **Escrita terapêutica:** Escreva sobre seus pensamentos, emoções e experiências em um diário. A escrita te ajuda a organizar as ideias, a processar emoções e a se autoconhecer.
- **Leitura:** Leia livros, artigos e outros materiais que te inspiram e te ajudam a se autoconhecer.
- **Terapia:** A terapia é um espaço seguro e acolhedor para se autoconhecer, com a ajuda de um profissional qualificado.
- **Feedback:** Peça feedback para pessoas de confiança sobre como elas te veem e como você se relaciona com elas.
- **Viagens e novas experiências:** Viagens e novas experiências te tiram da zona de conforto, te desafiam e te ajudam a se autoconhecer.
- **Cursos e workshops:** Participe de cursos e workshops de desenvolvimento pessoal e autoconhecimento.
- **Contato com a natureza:** A natureza te conecta com a sua essência, te acalma e te inspira a se autoconhecer.

Exercício: Explorando o seu Mapa Interior

Reserve um tempo para se conectar com o seu interior e responder às seguintes perguntas:
- Quais são os meus valores? O que é realmente importante para mim?
- Quais são as minhas paixões? O que me faz sentir vivo e entusiasmado?
- Quais são os meus talentos e habilidades? O que eu faço bem?
- Quais são os meus medos e inseguranças? O que me impede de avançar?
- Quais são os meus sonhos e objetivos de vida? O que eu quero realizar?
- Quais são os meus padrões de comportamento? Como eu me relaciono com os outros?
- Quais são as minhas crenças limitantes? O que eu acredito sobre mim mesmo e sobre o mundo?
- O que me traz alegria e felicidade?
- O que me causa tristeza e frustração?

Anote as suas respostas em um caderno ou diário. Releia as suas respostas periodicamente e observe como você está evoluindo em sua jornada de autoconhecimento.

O autoconhecimento é uma jornada sem fim, uma aventura emocionante de descobertas e transformações. Embarque nessa jornada, explore o mapa da sua alma e desvende os mistérios do seu ser!

Capítulo 30
Desvendando os Ciclos que nos Limitam

Identificar padrões negativos é como esvaziar a mochila, livrando-se dos pesos que nos impedem de avançar em nossa jornada de autoconhecimento e cura interior. É um processo de auto-observação honesta e corajosa, onde reconhecemos os ciclos repetitivos de pensamentos, emoções e comportamentos que nos sabotam e nos impedem de ser quem realmente somos.

Padrões Negativos: Armadilhas da Mente

Os padrões negativos são como armadilhas da mente, ciclos repetitivos de pensamentos, emoções e comportamentos que nos aprisionam em zonas de conforto e nos impedem de crescer e evoluir. Eles são como trilhas já percorridas em nosso mapa mental, caminhos que nos levam sempre aos mesmos lugares, mesmo que esses lugares não nos tragam felicidade ou realização.

Origens dos Padrões Negativos:

- **Experiências da infância:** Muitos padrões negativos se originam na infância, a partir de experiências traumáticas, relacionamentos disfuncionais ou mensagens negativas que

recebemos de nossos pais, familiares ou educadores.
- **Crenças limitantes:** Crenças limitantes sobre nós mesmos, sobre o mundo e sobre a vida criam padrões de pensamento e comportamento que nos impedem de alcançar o nosso potencial.
- **Medos e inseguranças:** Medos e inseguranças podem nos levar a adotar padrões de comportamento autodestrutivos, como a procrastinação, o perfeccionismo ou a autossabotagem.
- **Traumas emocionais:** Traumas emocionais não resolvidos podem criar padrões de comportamento repetitivos, como a dependência emocional, o isolamento social ou a dificuldade em lidar com as emoções.

Exemplos de Padrões Negativos:
- **Pensamentos negativos e autocríticos:** "Eu não sou bom o suficiente", "Eu não mereço ser feliz", "Eu sempre erro", "Eu sou um fracasso".
- **Procrastinação:** Adiar tarefas e responsabilidades, deixando tudo para última hora.
- **Perfeccionismo:** Buscar a perfeição em tudo, cobrando-se excessivamente e tendo dificuldade em lidar com erros e falhas.
- **Autossabotagem:** Boicotar a si mesmo, impedindo o seu próprio sucesso e felicidade.
- **Vitimização:** Culpar os outros ou as circunstâncias por seus problemas e dificuldades,

sentindo-se impotente e incapaz de mudar sua realidade.
- **Dependência emocional:** Buscar a aprovação e a validação dos outros, tendo dificuldade em tomar decisões e em se sentir seguro sozinho.
- **Isolamento social:** Evitar o contato com outras pessoas, sentindo-se sozinho e desconectado.
- **Dificuldade em lidar com as emoções:** Reprimir ou negar as emoções, tendo dificuldade em expressá-las de forma saudável.

Consequências dos Padrões Negativos:

Os padrões negativos podem ter consequências negativas em diversas áreas da vida, como:
- **Saúde física e mental:** Doenças, dores crônicas, ansiedade, depressão, distúrbios do sono e outros problemas de saúde.
- **Relacionamentos:** Conflitos, dificuldade em se conectar com os outros, dependência emocional, isolamento social.
- **Carreira:** Dificuldade em alcançar objetivos, procrastinação, autossabotagem, baixa autoestima profissional.
- **Finanças:** Dificuldade em lidar com dinheiro, dívidas, escassez.
- **Espiritualidade:** Dificuldade em se conectar com a sua espiritualidade, sentimento de vazio existencial.

Identificando os seus Padrões Negativos:
- **Auto-observação:** Preste atenção aos seus pensamentos, emoções e comportamentos. Observe os padrões que se repetem em sua vida,

especialmente aqueles que te trazem sofrimento ou te impedem de avançar.
- **Anote em um diário:** Anote em um diário os seus pensamentos, emoções e comportamentos. Isso te ajudará a identificar os padrões que se repetem.
- **Peça feedback:** Peça feedback para pessoas de confiança sobre como elas te veem e como você se relaciona com elas.
- **Terapia:** A terapia pode te ajudar a identificar e compreender os seus padrões negativos, com o auxílio de um profissional qualificado.

Libertando-se dos Padrões Negativos:
- **Consciência:** O primeiro passo para se libertar de um padrão negativo é tomar consciência dele. Reconheça o padrão, observe como ele se manifesta em sua vida e quais as suas consequências.
- **Compreensão:** Busque compreender a origem do padrão negativo. De onde ele vem? Quais as crenças e experiências que o sustentam?
- **Aceitação:** Aceite que você possui esse padrão negativo, sem julgamentos ou autocríticas. A aceitação é o primeiro passo para a mudança.
- **Responsabilidade:** Assuma a responsabilidade por seus padrões negativos. Você é o criador da sua realidade e tem o poder de mudar os seus pensamentos, emoções e comportamentos.
- **Novos padrões:** Crie novos padrões de pensamento e comportamento, mais positivos e empoderadores. Substitua os pensamentos

negativos por afirmações positivas, os comportamentos autodestrutivos por ações construtivas.
- **Persistência:** A mudança de padrões leva tempo e exige persistência. Não desista diante dos desafios. Continue se observando, se corrigindo e se motivando a cada dia.
- **Ajuda:** Busque ajuda de um profissional qualificado, como um terapeuta ou coach, se você sentir dificuldades em se libertar de seus padrões negativos sozinho.

Exercício: Identificando um Padrão Negativo

Escolha um padrão negativo que você deseja transformar. Observe como esse padrão se manifesta em sua vida, quais as suas consequências e quais as crenças e experiências que o sustentam.

Escreva em um diário sobre esse padrão negativo, descrevendo como ele te afeta e o que você gostaria de mudar.

Crie um plano de ação para transformar esse padrão negativo, definindo novas formas de pensar, sentir e agir.

Identificar e transformar padrões negativos é um passo fundamental na jornada de autoconhecimento e cura interior. Ao se libertar dos ciclos que te limitam, você abre caminho para uma vida mais autêntica, feliz e plena!

Capítulo 31
Lidando com as Emoções

As emoções são parte essencial da experiência humana, mensageiras que nos conectam com as nossas necessidades, valores e desejos. Elas nos guiam, nos alertam, nos impulsionam e nos conectam com os outros. No entanto, quando não sabemos lidar com as emoções, elas podem se tornar como ondas gigantes que nos arrastam, nos desequilibram e nos impedem de viver uma vida plena e feliz.

Emoções: Mensageiras da Alma

Cada emoção carrega em si uma mensagem, uma informação sobre o nosso estado interior e sobre a nossa relação com o mundo. A raiva, por exemplo, pode indicar que os nossos limites estão sendo violados, que algo precisa ser mudado ou que precisamos nos defender. A tristeza pode sinalizar a necessidade de luto, de introspecção ou de acolhimento. O medo pode nos alertar para perigos ou nos impulsionar a buscar segurança. A alegria nos conecta com a felicidade, com a gratidão e com a celebração da vida.

O Impacto das Emoções na Energia Vital:

As emoções têm um impacto direto na nossa energia vital. Emoções positivas, como alegria, amor, gratidão e compaixão, elevam a nossa vibração, fortalecem o nosso campo energético e promovem a saúde e o bem-estar. Emoções negativas, como raiva, medo, tristeza e culpa, por outro lado, diminuem a nossa vibração, enfraquecem o nosso campo energético e podem levar a bloqueios e desequilíbrios.

A Importância de Acolher as Emoções:

Muitas vezes, aprendemos a reprimir ou negar as nossas emoções, considerando-as como algo negativo ou indesejável. No entanto, reprimir as emoções é como represar um rio, impedindo o seu fluxo natural. As emoções reprimidas se acumulam em nosso interior, gerando tensões, bloqueios energéticos e doenças.

Acolher as emoções é como abrir as comportas do rio, permitindo que as águas fluam livremente. É reconhecer e aceitar as nossas emoções, sem julgamentos ou resistências, permitindo que elas se expressem e se transformem.

Técnicas para Lidar com as Emoções:

- **Auto-observação:** Preste atenção às suas emoções, observando como elas se manifestam em seu corpo, em seus pensamentos e em seu comportamento. Identifique as suas emoções, nomeie-as e acolha-as sem julgamentos.
- **Respiração consciente:** A respiração consciente é uma ferramenta poderosa para regular as emoções. Quando sentir uma emoção intensa, respire profundamente e conscientemente, observando o ar entrando e saindo dos seus pulmões.

- **Meditação:** A meditação acalma a mente, aumenta a autoconsciência e te ajuda a observar as suas emoções com mais clareza e distanciamento.
- **Escrita terapêutica:** Escreva sobre as suas emoções em um diário. A escrita te ajuda a expressar seus sentimentos, a processar emoções e a se autoconhecer.
- **Comunicação assertiva:** Expresse as suas emoções de forma clara, respeitosa e assertiva. Comunique as suas necessidades e os seus limites de forma honesta e autêntica.
- **Técnicas de liberação emocional:** Técnicas como EFT (Emotional Freedom Techniques), Constelação Familiar e Renascimento podem ajudar a liberar emoções bloqueadas e traumas do passado.
- **Arteterapia:** Expresse as suas emoções através da arte, como pintura, desenho, música ou dança. A arte é uma forma poderosa de liberar emoções e se conectar com a sua criatividade.
- **Contato com a natureza:** A natureza tem um poder calmante e restaurador. Passe tempo em contato com a natureza para se conectar com a sua essência, acalmar a mente e equilibrar as emoções.
- **Ajuda profissional:** Busque ajuda de um profissional qualificado, como um terapeuta ou psicólogo, se você sentir dificuldades em lidar com as suas emoções sozinho.

Exercício: Acolhendo a Tempestade Interior

Da próxima vez que você se sentir tomado por uma emoção intensa, como raiva, medo ou tristeza, experimente este exercício:
1. **Pare e respire:** Pare o que você está fazendo e respire profundamente algumas vezes. Concentre-se na sua respiração, observando o ar entrando e saindo dos seus pulmões.
2. **Identifique a emoção:** Identifique a emoção que você está sentindo. Dê um nome a ela: raiva, medo, tristeza, ansiedade, etc.
3. **Acolha a emoção:** Acolha a emoção sem julgamentos ou resistências. Diga para si mesmo: "Eu estou sentindo raiva (ou medo, ou tristeza) e está tudo bem."
4. **Observe a emoção:** Observe a emoção em seu corpo. Onde você sente essa emoção? Que sensações físicas ela te causa?
5. **Expresse a emoção:** Se possível, expresse a emoção de forma saudável, como conversando com alguém de confiança, escrevendo em um diário, praticando atividades físicas ou artísticas.
6. **Agradeça à emoção:** Agradeça à emoção pela mensagem que ela te trouxe. As emoções são mensageiras da alma, que nos guiam e nos ajudam a crescer.

Lidar com as emoções é uma habilidade essencial para uma vida plena e feliz. Acolher as emoções, compreendê-las e expressá-las de forma saudável nos permite navegar pelas ondas do oceano interior com mais equilíbrio, consciência e serenidade!

Capítulo 32
Libertando-se das Amarras do Passado

A cura do perdão é o processo de libertar-se das amarras do passado, de abrir as asas da alma e voar em direção à cura e à paz interior. É um ato de compaixão, de amor próprio e de libertação, que nos liberta do peso da mágoa, do ressentimento e da culpa, abrindo espaço para a cura, a reconciliação e o recomeço.

Perdão: Um Presente para Si Mesmo

Perdoar não significa esquecer ou negar o que aconteceu, mas sim libertar-se da dor e do sofrimento que o passado te causa. É reconhecer que todos erramos, que todos somos falíveis e que todos merecemos uma segunda chance, inclusive você mesmo.

O perdão é um presente que você dá a si mesmo, uma libertação do peso do passado que te impede de viver plenamente o presente. É um ato de amor próprio, de compaixão e de cura, que te permite seguir em frente com mais leveza, serenidade e paz interior.

Os Benefícios do Perdão:

- **Libertação do passado:** O perdão te liberta das amarras do passado, permitindo que você deixe para trás a raiva, o ressentimento e a mágoa, e siga em frente com mais leveza e liberdade.

- **Cura emocional:** O perdão promove a cura emocional, liberando as emoções negativas que te aprisionam e abrindo espaço para a paz interior e o bem-estar.
- **Melhora dos relacionamentos:** O perdão cura os relacionamentos, permitindo que você se reconecte com as pessoas que te magoaram e restabeleça laços de amor e compreensão.
- **Saúde física:** Estudos comprovam que o perdão está relacionado à melhora da saúde física, reduzindo o estresse, a ansiedade, a depressão e outros problemas de saúde.
- **Autoconhecimento:** O processo de perdão te leva a um mergulho profundo em si mesmo, te ajudando a compreender as suas emoções, os seus padrões de comportamento e as suas crenças limitantes.
- **Crescimento espiritual:** O perdão é um ato de compaixão e amor incondicional, que te conecta com a sua essência espiritual e te aproxima da sua divindade.
- **Paz interior:** O perdão te liberta do peso da culpa, do ressentimento e da mágoa, trazendo paz interior, serenidade e harmonia para a sua vida.

Perdoando a Si Mesmo:

Freqüentemente, somos mais duros conosco mesmos do que com os outros. Nos culpamos por erros do passado, nos julgamos por nossas falhas e nos punimos por não sermos perfeitos. O perdão a si mesmo é um ato de amor próprio, de compaixão e de libertação. É reconhecer que você fez o melhor que podia com os recursos que tinha no momento, e que merece se perdoar e seguir em frente.

Perdoando os Outros:

Perdoar os outros não significa concordar com o que eles fizeram ou negar a dor que te causaram. É reconhecer que todos erramos, que todos somos falíveis e que todos merecemos uma segunda chance. Perdoar os outros te liberta da raiva, do ressentimento e da mágoa, permitindo que você siga em frente com mais leveza e paz interior.

O Processo do Perdão:

O perdão é um processo que leva tempo e exige coragem, honestidade e compaixão. Não existe uma fórmula mágica para perdoar, mas algumas práticas podem te auxiliar nesse caminho:

- **Reconheça a dor:** Reconheça a dor que você sente, sem negar ou reprimir as suas emoções. Permita-se sentir a raiva, a tristeza, a mágoa, sem julgamentos.
- **Compreenda o outro:** Busque compreender a perspectiva do outro, os seus motivos e as suas dificuldades. Isso não significa justificar as suas ações, mas sim cultivar a empatia e a compaixão.
- **Assuma a sua responsabilidade:** Reconheça a sua parte na situação, os seus erros e as suas falhas. Assumir a sua responsabilidade te empodera e te liberta da posição de vítima.
- **Libere as emoções:** Libere as emoções negativas que te aprisionam, como a raiva, o ressentimento e a mágoa. Expresse as suas emoções de forma saudável, como conversando com alguém de

confiança, escrevendo em um diário, praticando atividades físicas ou artísticas.
- **Cultive a compaixão:** Cultive a compaixão por si mesmo e pelo outro. Reconheça que todos somos seres humanos em processo de aprendizado e evolução.
- **Declare o perdão:** Declare o perdão a si mesmo e ao outro, em voz alta ou mentalmente. Repita afirmações de perdão, como "Eu me perdoo por...", "Eu perdoo (nome da pessoa) por...".
- **Visualize o perdão:** Visualize a si mesmo libertando-se das amarras do passado, perdoando a si mesmo e ao outro. Imagine a energia do perdão te envolvendo, trazendo cura, paz e libertação.
- **Agradeça:** Agradeça pela oportunidade de aprender e crescer com a experiência. Agradeça pela cura e pela libertação que o perdão te proporciona.

Exercício: Carta do Perdão

Escreva uma carta para a pessoa que você deseja perdoar, expressando os seus sentimentos, a sua dor e a sua decisão de perdoá-la. Não precisa enviar a carta, o objetivo é expressar as suas emoções e liberar o peso do passado.

Você também pode escrever uma carta para si mesmo, perdoando-se por erros do passado e se libertando da culpa e do autojulgamento.

A cura do perdão é um caminho de libertação, de cura e de transformação. Perdoe a si mesmo, perdoe os outros e liberte-se das amarras do passado

para voar em direção à liberdade, à paz interior e à felicidade!

Capítulo 33
Curando as Feridas da Alma

Os traumas são como cicatrizes emocionais, marcas profundas que as experiências dolorosas do passado deixam em nossa alma. Eles podem se manifestar de diversas formas, como medos, ansiedade, depressão, insônia, pesadelos, dificuldade em se relacionar com os outros, entre outros sintomas. A cura dos traumas é um processo de libertação, de cura e de transformação, que nos permite ressignificar a dor, integrar as experiências do passado e seguir em frente com mais leveza, paz interior e força.

O Impacto dos Traumas na Energia Vital:

Os traumas afetam profundamente o nosso corpo energético, criando bloqueios, desequilíbrios e estagnação da energia vital. As experiências traumáticas podem gerar nós energéticos em nossos chakras, na nossa aura e em nossos meridianos, impedindo o fluxo harmonioso da energia vital e afetando a nossa saúde física, emocional e mental.

A cura dos traumas envolve a liberação desses bloqueios energéticos, a restauração do fluxo de energia vital e a harmonização do corpo energético. É um processo que nos permite ressignificar a dor, transformar as feridas em força e seguir em frente com mais vitalidade, equilíbrio e bem-estar.

Reconhecendo os Traumas:

O primeiro passo para a cura dos traumas é reconhecê-los e acolhê-los com compaixão e amor próprio. Muitas vezes, os traumas ficam escondidos em nosso subconsciente, manifestando-se através de sintomas físicos, emocionais ou comportamentais. É importante estar atento aos sinais que o seu corpo e a sua mente te enviam, buscando ajuda profissional quando necessário.

Alguns sinais que podem indicar a presença de traumas não resolvidos:
- Medos e fobias inexplicáveis
- Ansiedade e ataques de pânico
- Depressão e tristeza profunda
- Insônia e pesadelos
- Dificuldade em se relacionar com os outros
- Isolamento social
- Baixa autoestima e autoimagem negativa
- Comportamentos autodestrutivos
- Doenças e dores crônicas
- Dificuldade em confiar nos outros
- Sensação de estar preso no passado
- Flashbacks e memórias intrusivas

Técnicas para Libertar Traumas do Passado:
- **Terapia:** A terapia é um espaço seguro e acolhedor para trabalhar os traumas do passado, com o auxílio de um profissional qualificado. Existem diversas abordagens terapêuticas que podem auxiliar na cura dos traumas, como a

psicoterapia, a terapia cognitivo-comportamental, a terapia EMDR (Eye Movement Desensitization and Reprocessing), a Constelação Familiar e o Renascimento.
- **Reiki:** O Reiki é uma técnica de cura energética que promove o relaxamento profundo, a liberação de bloqueios energéticos e a cura emocional. O Reiki pode auxiliar na cura de traumas, harmonizando o corpo energético e promovendo a paz interior.
- **Cura Prânica:** A Cura Prânica utiliza técnicas de limpeza e energização para remover bloqueios energéticos e restaurar o fluxo de energia vital. A Cura Prânica pode auxiliar na cura de traumas, liberando as energias estagnadas e promovendo o equilíbrio energético.
- **Meditação:** A meditação acalma a mente, aumenta a autoconsciência e te conecta com a sua força interior. A meditação pode auxiliar na cura de traumas, permitindo que você observe as suas emoções e pensamentos com mais clareza e distanciamento.
- **Yoga:** A prática do yoga te conecta com o seu corpo, aumenta a sua consciência corporal e te ajuda a liberar emoções e tensões. O yoga pode auxiliar na cura de traumas, promovendo o equilíbrio energético, a flexibilidade e a força interior.
- **Escrita terapêutica:** Escreva sobre as suas experiências traumáticas em um diário. A escrita

te ajuda a expressar seus sentimentos, a processar as emoções e a ressignificar a dor.
- **Arteterapia:** Expresse as suas emoções e os seus traumas através da arte, como pintura, desenho, música ou dança. A arte é uma forma poderosa de liberar emoções bloqueadas e se conectar com a sua criatividade.
- **Contato com a natureza:** A natureza tem um poder calmante e restaurador. Passe tempo em contato com a natureza para se conectar com a sua essência, acalmar a mente e se reconectar com a força vital da terra.

Exercício: Ressignificando a Dor

Escolha uma experiência traumática do passado que você deseja curar. Escreva sobre essa experiência em um diário, expressando os seus sentimentos, os seus medos e as suas dores.

Em seguida, reflita sobre o que você aprendeu com essa experiência. Que lições você tirou dessa situação? Como essa experiência te transformou? Que forças você descobriu em si mesmo ao superar esse desafio?

Escreva sobre a sua nova perspectiva sobre essa experiência, ressignificando a dor e transformando as feridas em força, aprendizado e crescimento.

Libertar-se dos traumas do passado é um ato de coragem, de amor próprio e de libertação. Ao curar as feridas da alma, você abre espaço para a paz interior, a felicidade e a plenitude!

Capítulo 34
Transformando o Passado em Aprendizado

Ressignificar experiências é como reescrever o roteiro da nossa vida, transformando os capítulos de dor, sofrimento e frustração em capítulos de superação, resiliência e transformação. É um processo de cura e libertação, onde nos libertamos das amarras do passado, reinterpretamos os nossos desafios e encontramos a força interior para seguir em frente com mais sabedoria, amor próprio e compaixão.

O Passado como Mestre: Aprendendo com as Experiências

O passado não pode ser mudado, mas a forma como o interpretamos e o integramos em nossa história pode ser transformada. As experiências do passado, sejam elas positivas ou negativas, são como mestres que nos ensinam lições valiosas sobre nós mesmos, sobre o mundo e sobre a vida. Ressignificar experiências é como aprender com esses mestres, extraindo a sabedoria e a força que eles têm para nos oferecer.

Os Benefícios da Ressignificação:
- **Libertação do passado:** A ressignificação te liberta das amarras do passado, permitindo que você deixe para trás a dor, o sofrimento e o

ressentimento, e siga em frente com mais leveza e liberdade.
- **Cura emocional:** A ressignificação promove a cura emocional, permitindo que você se liberte das emoções negativas que te aprisionam e encontre a paz interior.
- **Autoconhecimento:** A ressignificação te leva a um mergulho profundo em si mesmo, te ajudando a compreender as suas emoções, os seus padrões de comportamento e as suas crenças limitantes.
- **Crescimento pessoal:** A ressignificação te impulsiona a crescer e a evoluir, transformando os desafios em oportunidades de aprendizado e desenvolvimento pessoal.
- **Fortalecimento da resiliência:** A ressignificação te fortalece diante das adversidades, te ajudando a superar os desafios da vida com mais força, coragem e determinação.
- **Autocompaixão:** A ressignificação te ajuda a cultivar a autocompaixão, a se perdoar por erros do passado e a se amar incondicionalmente.
- **Mudança de perspectiva:** A ressignificação te permite mudar a sua perspectiva sobre as experiências do passado, enxergando-as com novos olhos e encontrando nelas novas possibilidades e significados.
- **Criando uma nova história:** A ressignificação te empodera a reescrever a sua história, transformando os capítulos de dor e sofrimento em capítulos de superação, aprendizado e transformação.

O Processo de Ressignificação:
- **Reconheça a experiência:** Reconheça a experiência que você deseja ressignificar, seja ela um trauma, uma decepção, um fracasso ou qualquer outra experiência que te cause sofrimento.
- **Acolha as emoções:** Acolha as emoções que essa experiência te traz, sem julgamentos ou resistências. Permita-se sentir a dor, a tristeza, a raiva, sem negar ou reprimir as suas emoções.
- **Busque novas perspectivas:** Olhe para a experiência com novos olhos, buscando novas perspectivas e interpretações. Pergunte-se: "O que eu aprendi com essa experiência?", "Como essa experiência me transformou?", "Que forças eu descobri em mim mesmo ao superar esse desafio?".
- **Encontre o significado:** Encontre o significado da experiência, a lição que ela te ensinou e a oportunidade de crescimento que ela te proporcionou.
- **Reescreva a sua história:** Reescreva a sua história, transformando os capítulos de dor e sofrimento em capítulos de superação, aprendizado e transformação. Crie uma nova narrativa para a sua vida, uma história de força, resiliência e superação.
- **Agradeça:** Agradeça pela experiência, pela oportunidade de aprender e crescer, e pela força que você descobriu em si mesmo ao superar esse desafio.

Técnicas para Ressignificar Experiências:
- **Escrita terapêutica:** Escreva sobre a experiência que você deseja ressignificar, expressando seus sentimentos, seus pensamentos e as suas novas perspectivas.
- **Diálogo interior:** Converse consigo mesmo sobre a experiência, buscando novas interpretações e significados.
- **Meditação:** A meditação te ajuda a acalmar a mente, a se conectar com a sua intuição e a encontrar novas perspectivas sobre as experiências do passado.
- **Constelação Familiar:** A Constelação Familiar te ajuda a compreender os padrões familiares e as dinâmicas ocultas que influenciam a sua vida, permitindo que você ressignifique as suas experiências e se liberte de padrões repetitivos.
- **Reiki:** O Reiki promove a cura emocional, a liberação de bloqueios energéticos e a harmonização do corpo energético, auxiliando na ressignificação de experiências traumáticas.
- **Cura Prânica:** A Cura Prânica utiliza técnicas de limpeza e energização para remover bloqueios energéticos e restaurar o fluxo de energia vital, auxiliando na cura emocional e na ressignificação de experiências.

Exercício: Reescrevendo a sua História

Escolha uma experiência do passado que você deseja ressignificar. Escreva a história dessa experiência como se você estivesse escrevendo um conto, um poema ou uma peça de teatro.

Em seguida, reescreva a história, mudando a narrativa, a perspectiva e o final. Transforme os capítulos de dor e sofrimento em capítulos de superação, aprendizado e transformação.

Leia a sua nova história em voz alta, sentindo a força e a beleza da sua transformação.

Ressignificar experiências é um ato de poder, de cura e de transformação. Ao transformar o passado em aprendizado, você se liberta das amarras da dor e abre caminho para uma vida mais leve, feliz e plena!

Capítulo 35
A Base para um Ser Radiante

A autoestima é a forma como nos vemos, como nos sentimos em relação a nós mesmos. É a avaliação que fazemos de nosso valor, de nossas capacidades e de nossa importância no mundo. Uma autoestima saudável é como um solo fértil, onde as sementes da confiança, do amor próprio e da felicidade podem florescer. Quando a nossa autoestima está em equilíbrio, nos sentimos confiantes, seguros e capazes de realizar os nossos sonhos.

Autoestima e Cura Energética: Um Círculo Virtuoso

A autoestima e a cura energética estão intimamente relacionadas, formando um círculo virtuoso. Uma autoestima saudável fortalece o nosso campo energético, aumenta a nossa vitalidade e nos torna mais resistentes a doenças e energias negativas. Por outro lado, a cura energética, através de práticas como a meditação, o yoga, o Reiki e a cura com cristais, promove o equilíbrio emocional, a liberação de traumas e o fortalecimento da autoestima.

O Impacto da Autoestima na Saúde:

A autoestima tem um impacto significativo na nossa saúde física, emocional e mental. Uma autoestima saudável está relacionada a:
- **Sistema imunológico fortalecido:** Pessoas com boa autoestima tendem a ter um sistema imunológico mais forte, ficando menos doentes e se recuperando mais rapidamente.
- **Maior resiliência:** A autoestima nos ajuda a lidar com os desafios e as adversidades da vida com mais força, coragem e otimismo.
- **Relacionamentos mais saudáveis:** Pessoas com boa autoestima tendem a ter relacionamentos mais saudáveis, baseados no respeito, na confiança e na reciprocidade.
- **Maior sucesso profissional:** A autoestima está relacionada ao sucesso profissional, pois pessoas com boa autoestima tendem a ser mais confiantes, motivadas e determinadas.
- **Bem-estar emocional:** Uma autoestima saudável promove o bem-estar emocional, reduzindo a ansiedade, a depressão e outros problemas emocionais.
- **Maior felicidade e realização pessoal:** Pessoas com boa autoestima tendem a ser mais felizes, realizadas e satisfeitas com suas vidas.

Fatores que Influenciam a Autoestima:

A autoestima é construída ao longo da vida, influenciada por diversos fatores, como:
- **Experiências da infância:** A forma como fomos criados, as mensagens que recebemos de nossos pais e familiares, e as experiências que tivemos na

infância têm um grande impacto na nossa autoestima.
- **Relacionamentos:** Os nossos relacionamentos, sejam eles familiares, amorosos ou sociais, também influenciam a nossa autoestima. Relacionamentos saudáveis, baseados no amor, no respeito e na valorização, fortalecem a nossa autoestima. Relacionamentos tóxicos, por outro lado, podem minar a nossa autoestima.
- **Experiências de vida:** As experiências que vivemos ao longo da vida, como sucessos, fracassos, traumas e desafios, também moldam a nossa autoestima.
- **Cultura e sociedade:** A cultura e a sociedade em que vivemos também influenciam a nossa autoestima, através de padrões de beleza, de sucesso e de felicidade que são impostos pela mídia e pela sociedade.

Construindo uma Autoestima Inabalável:
- **Autoconhecimento:** O autoconhecimento é a base para uma autoestima saudável. Conhecer os seus pontos fortes e fracos, seus valores, seus sonhos e seus desafios te ajuda a se aceitar e se amar como você é.
- **Amor próprio:** Cultive o amor próprio, tratando-se com carinho, respeito e compaixão. Perdoe-se por seus erros, celebre suas conquistas e reconheça o seu valor.
- **Afirmações positivas:** Repita afirmações positivas sobre si mesmo, como "Eu me amo e me

aceito como eu sou", "Eu sou capaz de realizar meus sonhos" ou "Eu mereço ser feliz".
- **Cuidando de si mesmo:** Cuide da sua saúde física, mental e emocional. Alimente-se bem, pratique exercícios físicos, durma o suficiente, cultive hobbies e faça atividades que te tragam prazer e bem-estar.
- **Estabelecendo limites:** Aprenda a dizer "não" e a estabelecer limites saudáveis nos seus relacionamentos. Proteja a sua energia e o seu bem-estar.
- **Celebrando as suas conquistas:** Reconheça e celebre as suas conquistas, por menores que sejam. Valorize os seus esforços e o seu progresso.
- **Buscando ajuda:** Se você está enfrentando dificuldades com a sua autoestima, busque ajuda de um profissional qualificado, como um terapeuta ou psicólogo.

Exercício: Cultivando o Amor Próprio

Escreva uma carta de amor para si mesmo, expressando o seu amor, a sua admiração e a sua gratidão por tudo o que você é. Reconheça as suas qualidades, seus talentos, suas conquistas e seus desafios. Perdoe-se por seus erros e celebre a sua jornada.

Leia a sua carta em voz alta, sentindo a energia do amor próprio te envolvendo e te curando.

A autoestima é a base para uma vida plena e feliz. Cultive o amor próprio, reconheça o seu valor e brilhe com a luz da sua essência!

Capítulo 36
A Fonte da Cura Interior

O amor próprio é a base da cura interior, o alicerce sobre o qual construímos uma vida plena e feliz. É a capacidade de se amar incondicionalmente, de se aceitar com todas as suas qualidades e imperfeições, de se cuidar com carinho e respeito, e de se valorizar como ser humano único e especial.

Amor Próprio: O Caminho para a Felicidade

O amor próprio é o caminho para a felicidade, a chave que abre as portas para a realização pessoal e para o bem-estar. Quando nos amamos, nos sentimos dignos de amor, de felicidade e de sucesso. Cuidamos de nós mesmos, buscamos o que nos faz bem e nos permitimos viver com mais leveza, alegria e autenticidade.

Os Benefícios do Amor Próprio:

- **Autoaceitação:** O amor próprio nos leva a aceitar quem somos, com todas as nossas qualidades e imperfeições, sem julgamentos ou autocríticas.
- **Autoconfiança:** O amor próprio fortalece a nossa autoconfiança, nos encorajando a acreditar em nós mesmos e em nossas capacidades.
- **Resiliência:** O amor próprio nos torna mais resilientes diante dos desafios, nos ajudando a

superar as adversidades com mais força e otimismo.
- **Relacionamentos mais saudáveis:** Quando nos amamos, atraímos relacionamentos mais saudáveis, baseados no respeito, na reciprocidade e na valorização mútua.
- **Saúde mental e emocional:** O amor próprio promove a saúde mental e emocional, reduzindo a ansiedade, a depressão e outros problemas emocionais.
- **Bem-estar físico:** O amor próprio nos motiva a cuidar da nossa saúde física, nos alimentando melhor, praticando exercícios físicos e cultivando hábitos saudáveis.
- **Realização pessoal:** O amor próprio nos impulsiona a buscar os nossos sonhos, a realizar os nossos objetivos e a viver uma vida com mais propósito e significado.
- **Paz interior:** O amor próprio nos traz paz interior, harmonia e serenidade, nos conectando com a nossa essência e com a nossa força interior.

Desenvolvendo o Amor Próprio:

O amor próprio é como uma planta que precisa ser cultivada com carinho, atenção e dedicação. Algumas práticas que podem te ajudar a desenvolver o amor próprio:
- **Autoconhecimento:** Conecte-se com o seu interior, reconheça as suas qualidades, seus talentos, seus sonhos e seus desafios. Aceite-se como você é, com todas as suas imperfeições.

- **Autocuidado:** Cuide de si mesmo com carinho e atenção. Alimente-se bem, pratique exercícios físicos, durma o suficiente, cultive hobbies e faça atividades que te tragam prazer e bem-estar.
- **Diálogo interno positivo:** Preste atenção aos seus pensamentos e substitua as autocríticas por mensagens de amor, apoio e encorajamento.
- **Perdão:** Perdoe-se por seus erros do passado e liberte-se da culpa e do autojulgamento. Reconheça que você fez o melhor que podia com os recursos que tinha no momento.
- **Gratidão:** Cultive a gratidão por tudo o que você tem e por tudo o que você é. Agradeça pelas suas qualidades, seus talentos, suas conquistas e seus aprendizados.
- **Afirmações positivas:** Repita afirmações positivas sobre si mesmo, como "Eu me amo e me aceito como eu sou", "Eu sou digno de amor e felicidade" ou "Eu sou forte e capaz".
- **Limites saudáveis:** Aprenda a dizer "não" e a estabelecer limites saudáveis nos seus relacionamentos. Proteja a sua energia e o seu bem-estar.
- **Celebrando as suas conquistas:** Reconheça e celebre as suas conquistas, por menores que sejam. Valorize os seus esforços e o seu progresso.
- **Compaixão:** Trate-se com compaixão, compreendendo as suas dificuldades e se acolhendo nos momentos de dor e sofrimento.

- **Buscando ajuda:** Se você está enfrentando dificuldades para desenvolver o amor próprio, busque ajuda de um profissional qualificado, como um terapeuta ou psicólogo.

Exercício: Ritual de Amor Próprio

Reserve um tempo para se conectar com o seu interior e realizar um ritual de amor próprio. Acenda uma vela, coloque uma música relaxante e crie um ambiente acolhedor e tranquilo.

Feche os olhos e respire profundamente algumas vezes. Conecte-se com o seu coração e sinta o amor fluindo em seu interior.

Agradeça por tudo o que você tem e por tudo o que você é. Reconheça as suas qualidades, seus talentos e suas conquistas.

Perdoe-se por seus erros e liberte-se da culpa e do autojulgamento. Abrace a sua história, com todas as suas alegrias e tristezas, e reconheça a sua força e a sua capacidade de superação.

Afirme o seu amor por si mesmo, repetindo frases como "Eu me amo e me aceito como eu sou", "Eu sou digno de amor e felicidade" ou "Eu sou forte e capaz".

Visualize-se cercado de luz e amor, sentindo a energia do amor próprio te curando e te fortalecendo.

O amor próprio é a fonte da cura interior, a chave para a felicidade e a base para uma vida plena e autêntica. Cultive o amor próprio, abrace a sua essência e deixe a sua luz brilhar!

Capítulo 37
Laços de Amor e Crescimento

Os relacionamentos são parte essencial da experiência humana, fontes de amor, companheirismo, aprendizado e crescimento. Eles nos conectam com o mundo, nos desafiam, nos inspiram e nos ajudam a evoluir como seres humanos. No entanto, nem todos os relacionamentos são saudáveis. Relacionamentos tóxicos, marcados por desrespeito, manipulação, controle ou dependência, podem drenar a nossa energia, nos causar sofrimento e nos impedir de florescer.

Relacionamentos Saudáveis: Alicerces da Felicidade

Relacionamentos saudáveis são como um alicerce sólido sobre o qual construímos uma vida plena e feliz. Eles nos proporcionam:

- **Amor e afeto:** Nos sentimos amados, aceitos e valorizados pelo que somos.
- **Companheirismo e apoio:** Compartilhamos alegrias e tristezas, recebemos apoio nos momentos difíceis e celebramos as conquistas juntos.

- **Crescimento e aprendizado:** Aprendemos com o outro, expandimos os nossos horizontes e evoluímos como seres humanos.
- **Segurança e confiança:** Nos sentimos seguros e confiantes para sermos nós mesmos, sem medo de julgamentos ou críticas.
- **Respeito e liberdade:** Os nossos limites são respeitados, a nossa individualidade é valorizada e nos sentimos livres para ser quem somos.
- **Comunicação aberta e honesta:** Nos comunicamos de forma clara, respeitosa e autêntica, expressando os nossos sentimentos, necessidades e desejos.
- **Reciprocidade:** Há um equilíbrio entre dar e receber, um fluxo de energia e afeto que nutre ambos os lados do relacionamento.

O Impacto dos Relacionamentos na Energia Vital:

Os relacionamentos têm um impacto profundo na nossa energia vital. Relacionamentos saudáveis, harmoniosos e amorosos, nutrem o nosso campo energético, aumentam a nossa vitalidade e nos protegem de energias negativas. Relacionamentos tóxicos, por outro lado, podem drenar a nossa energia, criar bloqueios em nossos chakras e nos deixar vulneráveis a doenças e desequilíbrios.

Cultivando Relacionamentos Saudáveis:
- **Autoconhecimento:** O autoconhecimento é a base para relacionamentos saudáveis. Ao se conhecer profundamente, você se torna mais capaz de se conectar com o outro de forma

autêntica e respeitosa, expressando suas necessidades e limites de forma clara e assertiva.
- **Amor próprio:** Cultive o amor próprio, se valorizando, se cuidando e se respeitando. Quando nos amamos, atraímos relacionamentos mais saudáveis e nos tornamos mais capazes de amar e respeitar o outro.
- **Escolha consciente:** Escolha seus relacionamentos com consciência, buscando pessoas que te valorizem, te respeitem e te apoiem em seu caminho.
- **Comunicação aberta e honesta:** Comunique-se de forma clara, respeitosa e autêntica, expressando seus sentimentos, necessidades e expectativas.
- **Escuta ativa:** Esteja presente e atento ao que o outro tem a dizer, demonstrando interesse e empatia.
- **Respeito:** Respeite a individualidade do outro, seus valores, suas crenças e suas escolhas.
- **Limites saudáveis:** Estabeleça limites claros e saudáveis nos seus relacionamentos, protegendo a sua energia e o seu bem-estar.
- **Perdão:** Pratique o perdão, liberando mágoas e ressentimentos do passado. O perdão cura os relacionamentos e abre espaço para a reconciliação e o recomeço.
- **Cultivando a conexão:** Dedique tempo e energia para cultivar a conexão com as pessoas que você ama. Compartilhe momentos especiais, demonstre afeto e nutra os laços de amor e amizade.

Lidando com Relacionamentos Tóxicos:

Nem todos os relacionamentos são saudáveis. Se você está em um relacionamento tóxico, marcado por desrespeito, manipulação, controle ou dependência, é importante buscar ajuda e tomar medidas para se proteger.

- **Reconheça os sinais:** Esteja atento aos sinais de um relacionamento tóxico, como a falta de respeito, a manipulação, o controle, a dependência emocional, a violência física ou verbal.
- **Estabeleça limites:** Comunique os seus limites de forma clara e firme. Se o outro não respeitar os seus limites, afaste-se.
- **Busque apoio:** Converse com amigos, familiares ou um profissional qualificado, como um terapeuta ou psicólogo. Busque apoio para lidar com a situação e tomar as melhores decisões para o seu bem-estar.
- **Afaste-se:** Se o relacionamento te causa sofrimento e não há possibilidade de mudança, afaste-se. Você merece estar em relacionamentos que te nutrem, te apoiam e te fazem feliz.

Exercício: Cultivando a Gratidão nos Relacionamentos

Escreva uma lista das pessoas que você ama e que te fazem bem. Agradeça por cada uma delas, pelas suas qualidades, pelo que elas te ensinam e pela alegria que elas trazem para a sua vida.

Envie uma mensagem de carinho para essas pessoas, expressando a sua gratidão e o seu amor.

Os relacionamentos são como um jardim que precisa ser cultivado com amor, cuidado e atenção. Cultive relacionamentos saudáveis, harmoniosos e amorosos, e colha os frutos da felicidade, do crescimento e da cura!

Capítulo 38
Abrindo os Canais da Prosperidade

A prosperidade não se limita apenas ao dinheiro, mas abrange todas as áreas da nossa vida: saúde, relacionamentos, carreira, espiritualidade, criatividade e felicidade. É a experiência de viver em harmonia com o universo, recebendo e compartilhando a abundância que a vida tem para oferecer.

Prosperidade e Energia Vital: Um Fluxo Abundante

A prosperidade está intimamente ligada à energia vital que flui em nosso corpo e em nosso campo energético. Quando a nossa energia vital está em equilíbrio, os nossos chakras estão harmonizados e a nossa aura está radiante, atraímos prosperidade e abundância para a nossa vida. Por outro lado, quando a nossa energia está bloqueada ou estagnada, podemos experienciar dificuldades financeiras, problemas de saúde, desarmonia nos relacionamentos e falta de realização pessoal.

Bloqueios à Prosperidade:

Diversos fatores podem bloquear o fluxo da prosperidade em nossa vida, como:

- **Crenças limitantes:** Crenças negativas sobre o dinheiro, como "dinheiro é sujo", "dinheiro é a raiz de todo mal" ou "eu não mereço ser rico", podem criar bloqueios energéticos que impedem o fluxo da prosperidade.
- **Medos e inseguranças:** Medos como o medo da escassez, o medo do fracasso ou o medo da rejeição podem nos impedir de correr riscos, de buscar novas oportunidades e de manifestar a prosperidade em nossa vida.
- **Padrões de comportamento:** Padrões de comportamento como a procrastinação, a autossabotagem e a dificuldade em lidar com o dinheiro podem sabotar os nossos esforços para alcançar a prosperidade.
- **Desequilíbrios energéticos:** Bloqueios nos chakras, especialmente no chakra raiz, que está relacionado à segurança e à abundância, podem afetar o fluxo da prosperidade em nossa vida.
- **Energias negativas:** Ambientes carregados de energias negativas, pessoas invejosas ou situações que geram estresse e ansiedade podem afetar o nosso campo energético e bloquear o fluxo da prosperidade.

Abrindo os Canais da Prosperidade:
- **Mudança de crenças:** Identifique e transforme as crenças limitantes sobre o dinheiro. Substitua as crenças negativas por crenças positivas e empoderadoras, como "Eu mereço ser próspero", "O dinheiro é uma energia positiva que flui para

mim com facilidade" ou "Eu sou um imã para a abundância".
- **Cura emocional:** Libere os medos e as inseguranças que te impedem de manifestar a prosperidade. Utilize técnicas de cura emocional, como a EFT, a Constelação Familiar ou o Renascimento, para curar as feridas do passado e se libertar dos bloqueios emocionais.
- **Mudança de hábitos:** Adote hábitos que promovam a prosperidade, como a organização financeira, o planejamento, a disciplina, a persistência e a gratidão.
- **Harmonização energética:** Harmonize os seus chakras, especialmente o chakra raiz, através de práticas como a meditação, o yoga, o Reiki e a cura com cristais.
- **Limpeza energética:** Purifique o seu ambiente de energias negativas, utilizando técnicas como a defumação, o sal grosso ou os cristais.
- **Visualização:** Utilize a visualização criativa para imaginar a prosperidade fluindo em sua vida, abundante e abundante em todas as áreas.
- **Afirmações positivas:** Repita afirmações positivas para atrair a prosperidade, como "Eu sou um imã para a abundância", "O dinheiro flui para mim com facilidade e alegria" ou "Eu sou próspero e abundante em todas as áreas da minha vida".
- **Gratidão:** Cultive a gratidão por tudo o que você já tem, por menor que seja. A gratidão abre os

canais da prosperidade e atrai mais abundância para a sua vida.
- **Generosidade:** Compartilhe a sua prosperidade com os outros, seja através de doações, de trabalho voluntário ou de atos de generosidade. A generosidade é um investimento na prosperidade, pois quanto mais você doa, mais você recebe.

Exercício: Criando um Altar da Prosperidade

Crie um altar em sua casa dedicado à prosperidade. Decore o altar com objetos que representem a abundância para você, como moedas, cristais, velas, incensos, flores e imagens de prosperidade.

Acenda uma vela no seu altar da prosperidade todos os dias, mentalizando a prosperidade fluindo em sua vida, abundante e abundante em todas as áreas. Agradeça pela prosperidade que você já tem e peça aos seus guias espirituais que te auxiliem a manifestar mais abundância em sua vida.

A prosperidade é um estado de espírito, uma vibração que atraímos para a nossa vida através de nossos pensamentos, emoções e ações. Cultive a energia da prosperidade, abra os canais da abundância e viva a vida em plenitude!

Capítulo 39
Criando a Realidade Desejada

Criar a realidade desejada é um processo consciente e deliberado de alinhar os nossos pensamentos, emoções e ações com os nossos sonhos e objetivos. É a arte de manifestar a vida que desejamos, de transformar os nossos sonhos em realidade, de construir um futuro alinhado com a nossa essência e com o nosso propósito de vida.

Cocriação: Uma Dança com o Universo

A cocriação é uma dança com o universo, uma parceria entre a nossa vontade e a força criadora que permeia todas as coisas. É o reconhecimento de que somos seres poderosos, capazes de influenciar a realidade com os nossos pensamentos, emoções e ações. É a arte de se conectar com a energia universal, de vibrar em harmonia com os nossos sonhos e de manifestar a vida que desejamos.

Princípios da Cocriação:
- **Pensamentos:** Os nossos pensamentos são como sementes que plantamos no jardim da nossa mente. Pensamentos positivos, construtivos e amorosos germinam em experiências positivas,

enquanto pensamentos negativos, destrutivos e limitantes atraem experiências negativas.
- **Emoções:** As nossas emoções são como combustíveis que impulsionam a manifestação dos nossos desejos. Emoções positivas, como alegria, gratidão, amor e entusiasmo, amplificam o poder da cocriação, enquanto emoções negativas, como medo, raiva, tristeza e culpa, bloqueiam o fluxo da energia criadora.
- **Intenção:** A intenção é a força direcionadora da cocriação, o foco da nossa energia mental e emocional voltado para a realização dos nossos sonhos. É a bússola que nos guia na direção da vida que desejamos.
- **Ação:** A ação é o movimento que materializa os nossos sonhos, a ponte que conecta o mundo interior com o mundo exterior. É a força que transforma os nossos pensamentos e emoções em realidade.
- **Fé:** A fé é a confiança inabalável na realização dos nossos sonhos, a certeza de que o universo conspira a nosso favor quando estamos alinhados com o nosso propósito de vida.
- **Gratidão:** A gratidão é a chave que abre as portas da abundância, o reconhecimento da riqueza e da beleza que já existe em nossa vida.

Técnicas para Cocriar a Realidade Desejada:
- **Visualização criativa:** Imagine a vida que você deseja viver, com todos os detalhes, como se já fosse realidade. Sinta as emoções, as sensações e as alegrias de viver essa vida.

- **Afirmações positivas:** Repita afirmações positivas que expressem os seus sonhos e objetivos, como se já fossem realidade. Afirme com convicção e emoção, sentindo a alegria e a gratidão de já ter alcançado o que você deseja.
- **Quadro dos sonhos:** Crie um quadro dos sonhos com imagens, frases e símbolos que representem os seus sonhos e objetivos. Olhe para o seu quadro dos sonhos todos os dias, visualizando a realização dos seus desejos.
- **Meditação:** A meditação acalma a mente, aumenta a sua conexão com o seu interior e te coloca em um estado de receptividade para manifestar os seus sonhos.
- **Lei da Atração:** A Lei da Atração afirma que "semelhante atrai semelhante". Cultive pensamentos, emoções e ações que estejam em harmonia com os seus sonhos e objetivos.
- **Ação:** Tome medidas concretas para realizar os seus sonhos. Defina metas, crie planos e aja com determinação e persistência.
- **Gratidão:** Cultive a gratidão por tudo o que você já tem e por tudo o que você está manifestando. A gratidão abre os canais da abundância e atrai mais prosperidade para a sua vida.
- **Confiança:** Confie no universo, na força criadora que te guia e te ampara. Acredite na realização dos seus sonhos e mantenha a fé inabalável.

Desafios da Cocriação:
- **Crenças limitantes:** As crenças limitantes podem sabotar os seus esforços para cocriar a realidade

desejada. Identifique e transforme as crenças que te impedem de manifestar os seus sonhos.
- **Medos e inseguranças:** Os medos e as inseguranças podem te paralisar e te impedir de agir em direção aos seus sonhos. Libere os medos e as inseguranças, cultivando a coragem e a confiança em si mesmo.
- **Impaciência:** A manifestação dos seus sonhos leva tempo. Seja paciente, persistente e confie no tempo divino.
- **Resistência:** A resistência interna, manifestada através de pensamentos e emoções negativas, pode bloquear o fluxo da energia criadora. Libere a resistência, cultivando a aceitação, o amor próprio e a fé.

Exercício: Visualizando o seu Futuro Ideal

Encontre um lugar tranquilo onde você possa relaxar. Feche os olhos e respire profundamente algumas vezes.

Imagine o seu futuro ideal, a vida que você deseja viver daqui a cinco anos. Visualize com todos os detalhes: onde você mora, com quem você se relaciona, o que você faz, como você se sente.

Sinta as emoções, as sensações e as alegrias de viver essa vida. Agradeça ao universo por essa vida maravilhosa que você está cocriando.

Criar a realidade desejada é um processo contínuo de autoconhecimento, cura interior e cocriação. Ao alinhar os seus pensamentos, emoções e ações com os seus sonhos e objetivos, você se torna

um artista da sua própria vida, um cocriador da sua realidade!

Capítulo 40
A Jornada para o Sagrado

A consciência espiritual é a bússola que nos guia na jornada para o sagrado, para o encontro com a nossa essência divina e com o propósito da nossa existência. É a chama interior que ilumina o nosso caminho, nos conectando com a sabedoria, o amor e a paz que residem em nosso interior.

A Busca pelo Sagrado: Um Despertar Interior

A busca pelo sagrado é uma jornada interior, uma peregrinação em direção à nossa essência divina. É o despertar para a nossa verdadeira natureza, para a nossa conexão com o universo e para o propósito da nossa existência. É um chamado para transcender os limites do ego, para se libertar das ilusões do mundo material e para se conectar com a fonte inesgotável de amor, sabedoria e paz que reside em nosso interior.

O Despertar da Consciência Espiritual:

O despertar da consciência espiritual é um processo gradual e individual, que se manifesta de diferentes formas em cada pessoa. Alguns sinais que podem indicar o despertar da consciência espiritual:

- **Busca por significado e propósito:** Um desejo profundo de encontrar um significado e um

propósito para a vida, de se conectar com algo maior que si mesmo.
- **Intuição e sensibilidade:** Aumento da intuição, da sensibilidade e da percepção das energias sutis.
- **Conexão com a natureza:** Uma profunda conexão com a natureza, sentindo-se parte integrante do universo.
- **Compaixão e amor incondicional:** Desenvolvimento da compaixão, do amor incondicional e da empatia por todos os seres vivos.
- **Busca por autoconhecimento:** Um desejo profundo de se autoconhecer, de se conectar com a sua essência e de se libertar de padrões limitantes.
- **Abertura para o novo:** Abertura para novas ideias, novas experiências e novos conhecimentos.
- **Gratidão:** Um sentimento profundo de gratidão pela vida, pelas experiências e pelas pessoas que fazem parte da sua jornada.
- **Paz interior:** Uma crescente sensação de paz interior, de serenidade e de harmonia com a vida.

Caminhos para o Despertar Espiritual:

Existem diversos caminhos que podem nos conduzir ao despertar da consciência espiritual, como:
- **Meditação:** A meditação acalma a mente, silencia o ego e nos conecta com a nossa essência divina.
- **Yoga:** A prática do yoga harmoniza o corpo, a mente e o espírito, nos conectando com a nossa força interior e com a energia vital do universo.

- **Oração:** A oração é uma forma de comunicação com o divino, de expressar a nossa gratidão, os nossos pedidos e a nossa conexão com o sagrado.
- **Estudo de textos sagrados:** O estudo de textos sagrados, como a Bíblia, o Alcorão, o Bhagavad Gita e outros textos de sabedoria, nos inspira, nos guia e nos conecta com a tradição espiritual da humanidade.
- **Contato com a natureza:** A natureza é um templo sagrado, um portal para o divino. Conectar-se com a natureza, observando a sua beleza, a sua harmonia e a sua sabedoria, desperta a nossa consciência espiritual.
- **Arte e criatividade:** A arte e a criatividade são formas de expressar a nossa alma, de nos conectar com a nossa intuição e de manifestar a beleza do divino em nossas vidas.
- **Serviço ao próximo:** Servir ao próximo, ajudar aqueles que precisam e contribuir para um mundo melhor nos conecta com o amor incondicional e com a nossa missão de vida.
- **Busca por conhecimento:** Buscar conhecimento sobre diferentes tradições espirituais, filosofias e práticas expande a nossa consciência e nos ajuda a encontrar o nosso próprio caminho.

Desafios do Despertar Espiritual:

O despertar da consciência espiritual pode ser um processo desafiador, que nos coloca frente a frente com os nossos medos, inseguranças e crenças limitantes. É um convite para transcender o ego, para se libertar de padrões antigos e para se abrir para o novo.

Alguns desafios que podemos encontrar no caminho:
- **Resistência do ego:** O ego, apegado ao controle e à ilusão da separação, pode resistir ao despertar da consciência espiritual, criando medos, dúvidas e resistências.
- **Medo do desconhecido:** O despertar da consciência espiritual nos leva a explorar territórios desconhecidos, o que pode gerar medo e insegurança.
- **Crenças limitantes:** Crenças limitantes sobre a espiritualidade, sobre Deus, sobre nós mesmos e sobre o universo podem bloquear o nosso despertar espiritual.
- **Padrões antigos:** Padrões de comportamento, pensamentos e emoções negativas podem dificultar o nosso processo de transformação e crescimento espiritual.

Superando os Desafios:
- **Autoconhecimento:** O autoconhecimento é fundamental para superar os desafios do despertar espiritual. Ao se conhecer profundamente, você se torna mais consciente dos seus medos, inseguranças e crenças limitantes, e pode trabalhar para transformá-los.
- **Cura interior:** A cura interior é essencial para libertar-se dos traumas, das feridas emocionais e dos padrões negativos que bloqueiam o seu despertar espiritual.
- **Meditação e práticas espirituais:** A meditação, o yoga, a oração e outras práticas espirituais

fortalecem a sua conexão com o divino, acalmam a mente e te ajudam a superar os desafios do despertar espiritual.
- **Comunidade espiritual:** Conecte-se com pessoas que compartilham os seus valores e a sua busca espiritual. Uma comunidade espiritual te oferece apoio, inspiração e encorajamento em sua jornada.
- **Confiança e fé:** Confie no universo, na força divina que te guia e te ampara. Mantenha a fé no seu caminho e na sua capacidade de despertar a sua consciência espiritual.

Exercício: Conectando-se com a sua Essência Divina

Encontre um lugar tranquilo onde você possa relaxar. Feche os olhos e respire profundamente algumas vezes.

Imagine uma luz brilhante e amorosa emanando do centro do seu ser, expandindo-se por todo o seu corpo e preenchendo você com paz, harmonia e serenidade.

Sinta a sua conexão com o universo, com a fonte divina que te criou e te ama incondicionalmente.

Afirme para si mesmo: "Eu sou um ser de luz, conectado com a essência divina. Eu estou despertando para a minha verdadeira natureza."

O despertar da consciência espiritual é uma jornada de autoconhecimento, de cura interior e de conexão com o divino. Abrace essa jornada, desvende os mistérios do seu ser e encontre a luz que brilha em seu interior!

Capítulo 41
Ouvindo a Voz da Alma

A intuição é uma forma de conhecimento que transcende a lógica e a razão, um saber que emerge do nosso interior, como um sussurro suave que nos guia em direção ao nosso caminho, às nossas verdades e ao nosso propósito de vida. É a voz da nossa alma, conectada à sabedoria universal, que nos orienta em cada passo da nossa jornada.

Intuição: O Farol que Ilumina o Caminho

A intuição é como um farol que ilumina o nosso caminho, nos guiando em meio à neblina da dúvida, do medo e da incerteza. É a voz da nossa sabedoria interior, que nos conecta com a nossa verdade, com os nossos desejos mais profundos e com o nosso potencial infinito.

Os Benefícios da Conexão com a Intuição:

- **Tomada de decisões mais sábias:** A intuição nos ajuda a tomar decisões mais sábias e alinhadas com a nossa essência, mesmo quando a lógica e a razão nos indicam outro caminho.
- **Clareza e discernimento:** A intuição nos traz clareza e discernimento, nos ajudando a enxergar além das aparências, a perceber as nuances das situações e a tomar decisões mais assertivas.

- **Criatividade e inspiração:** A intuição é a fonte da criatividade e da inspiração, nos conectando com o fluxo da energia criadora do universo.
- **Autoconhecimento:** A intuição nos conecta com a nossa sabedoria interior, nos revelando quem realmente somos, quais são os nossos valores, desejos e sonhos.
- **Conexão espiritual:** A intuição nos conecta com a nossa espiritualidade, com a nossa essência divina e com a sabedoria universal.
- **Paz interior:** Confiar na intuição nos traz paz interior, confiança e serenidade, pois sabemos que estamos sendo guiados por uma força maior que nós mesmos.
- **Sincronicidade:** Quando estamos conectados com a nossa intuição, passamos a experienciar mais sincronicidades, coincidências significativas que nos mostram que estamos no caminho certo.

Desenvolvendo a Conexão com a Intuição:

- **Meditação:** A meditação acalma a mente, silencia o ego e abre espaço para a voz da intuição se manifestar.
- **Atenção plena:** Pratique a atenção plena, prestando atenção ao momento presente, aos seus pensamentos, emoções e sensações. A atenção plena te ajuda a perceber os sinais sutis da intuição.
- **Silêncio interior:** Reserve momentos de silêncio para se conectar com o seu interior e ouvir a voz da sua intuição.

- **Natureza:** Conecte-se com a natureza, observando a sua beleza, a sua harmonia e a sua sabedoria. A natureza nos inspira e nos conecta com a nossa intuição.
- **Escrita intuitiva:** Escreva livremente, sem censura ou julgamentos, deixando a sua intuição guiar as suas palavras.
- **Sonhos:** Preste atenção aos seus sonhos, pois eles podem trazer mensagens e insights da sua intuição.
- **Confiança:** Confie na sua intuição, mesmo quando ela te indicar um caminho diferente do que a lógica e a razão te indicam.
- **Ação:** Siga os seus impulsos intuitivos, agindo com coragem e confiança.

Bloqueios à Intuição:
- **Mente racional:** O excesso de racionalidade e a necessidade de controlar tudo podem bloquear a nossa intuição.
- **Medos e inseguranças:** O medo de errar, o medo do desconhecido e as inseguranças podem nos impedir de confiar na nossa intuição.
- **Crenças limitantes:** Crenças limitantes sobre a intuição, como "eu não sou intuitivo" ou "a intuição não é confiável", podem bloquear a nossa capacidade de acessar a nossa sabedoria interior.
- **Excesso de informações:** O excesso de informações e estímulos externos pode sobrecarregar a nossa mente e dificultar a conexão com a intuição.

- **Desconexão com o corpo:** A desconexão com o corpo e com as nossas emoções pode nos impedir de perceber os sinais sutis da intuição.

Superando os Bloqueios:

- **Acalme a mente:** Pratique a meditação, o relaxamento e outras técnicas para acalmar a mente e silenciar o diálogo interno.
- **Conecte-se com o seu corpo:** Pratique atividades que te conectem com o seu corpo, como yoga, dança, caminhadas na natureza ou massagem.
- **Libere os medos:** Identifique e libere os medos e inseguranças que te impedem de confiar na sua intuição.
- **Confie em si mesmo:** Cultive a confiança em si mesmo, na sua capacidade de tomar decisões sábias e de seguir o seu caminho.
- **Experimente:** Siga os seus impulsos intuitivos, mesmo que pareçam ilógicos ou arriscados. A experiência te mostrará que a sua intuição é um guia confiável.

Exercício: Despertando a Intuição

Escolha uma situação em sua vida na qual você precisa tomar uma decisão. Relaxe o seu corpo e a sua mente, respirando profundamente.

Conecte-se com o seu coração, com a sua sabedoria interior. Pergunte a si mesmo: "O que o meu coração me diz sobre essa situação?", "Qual é o caminho que me parece mais alinhado com a minha essência?".

Preste atenção aos seus sentimentos, às suas sensações e aos seus impulsos. Anote as suas intuições, sem julgamentos ou análises.

Confie na sua intuição e siga o caminho que ela te indicar.

A intuição é a voz da alma, o guia interior que nos conduz em direção à nossa verdade, ao nosso propósito e à nossa felicidade. Conecte-se com a sua intuição, confie na sua sabedoria interior e siga o caminho que o seu coração te mostrar!

Capítulo 42
Aprofundando a Conexão com o Divino

A meditação para o despertar espiritual é uma prática que transcende o relaxamento e a concentração, nos conduzindo a estados mais profundos de consciência, onde podemos experienciar a unidade com o todo, a conexão com a nossa alma e a presença do divino em nossas vidas. É um caminho de autoconhecimento, de cura interior e de expansão da consciência, que nos permite acessar dimensões mais sutis da realidade e despertar para a nossa verdadeira natureza.

Aprofundando a Conexão com o Divino:
A meditação para o despertar espiritual nos convida a ir além da mente, do ego e das ilusões do mundo material, para nos conectarmos com a nossa essência divina, com a fonte inesgotável de amor, sabedoria e paz que reside em nosso interior. É um caminho de autotransformação, onde nos libertamos dos condicionamentos, dos medos e das crenças limitantes, e nos abrimos para a experiência da unidade com o todo.

Benefícios da Meditação para o Despertar Espiritual:

- **Expansão da consciência:** A meditação expande a nossa consciência, nos permitindo acessar estados mais profundos de percepção, onde podemos experienciar a unidade com o universo, a conexão com a nossa alma e a presença do divino em nossas vidas.
- **Autoconhecimento:** A meditação nos leva a um mergulho profundo em nosso interior, nos revelando quem realmente somos, quais são os nossos valores, desejos e sonhos, e nos conectando com a nossa essência divina.
- **Cura interior:** A meditação promove a cura interior, nos ajudando a liberar traumas, feridas emocionais e padrões negativos que bloqueiam o nosso crescimento espiritual.
- **Paz interior:** A meditação acalma a mente, silencia o ego e nos conecta com a paz interior, a serenidade e a harmonia com a vida.
- **Intuição e sabedoria:** A meditação nos conecta com a nossa intuição, com a nossa sabedoria interior e com a sabedoria universal, nos guiando em nossa jornada espiritual.
- **Compaixão e amor incondicional:** A meditação desperta a compaixão, o amor incondicional e a empatia por todos os seres vivos, nos conectando com a unidade que permeia todas as coisas.
- **Conexão com o divino:** A meditação nos conecta com o divino, com a fonte criadora do universo, nos abrindo para a experiência da graça, do amor incondicional e da orientação divina.

Técnicas de Meditação para o Despertar Espiritual:
- **Meditação da atenção plena:** Preste atenção ao momento presente, observando os seus pensamentos, emoções e sensações sem julgamentos. A atenção plena te ancora no aqui e agora, te conectando com a sua essência e com a realidade presente.
- **Meditação com mantras:** Repita um mantra, uma palavra ou frase sagrada, em voz alta ou mentalmente, para acalmar a mente e se conectar com a vibração do mantra.
- **Meditação guiada:** Ouça meditações guiadas que te conduzem a estados mais profundos de relaxamento e conexão com o divino.
- **Meditação caminhando:** Caminhe em silêncio, prestando atenção aos seus passos, à sua respiração e às sensações do seu corpo. A meditação caminhando te conecta com a natureza e com o ritmo do seu corpo.
- **Meditação com visualização:** Visualize imagens, símbolos ou paisagens que te inspirem e te conectem com a sua espiritualidade.
- **Meditação Vipassanā:** Observe a sua respiração, os seus pensamentos e as suas sensações corporais com atenção e equanimidade, sem se identificar com eles. A meditação Vipassanā te ajuda a transcender o ego e a se conectar com a sua verdadeira natureza.

Criando um Espaço Sagrado para a Meditação:

- **Encontre um lugar tranquilo:** Escolha um lugar tranquilo e livre de distrações onde você possa se sentar ou deitar confortavelmente.
- **Crie um ambiente acolhedor:** Decore o seu espaço de meditação com objetos que te inspirem e te conectem com a sua espiritualidade, como velas, incensos, cristais, flores ou imagens sagradas.
- **Utilize música relaxante:** Se preferir, coloque uma música suave e relaxante para criar uma atmosfera propícia à meditação.
- **Defina a sua intenção:** Antes de iniciar a meditação, defina a sua intenção, o que você deseja alcançar com a prática.

Dicas para Aprofundar a sua Meditação:
- **Regularidade:** Pratique a meditação regularmente, mesmo que seja por alguns minutos por dia. A constância é fundamental para aprofundar a sua prática e experienciar os seus benefícios.
- **Paciência:** Seja paciente consigo mesmo. A meditação é um processo de aprendizado que exige tempo e dedicação. Não se cobre resultados imediatos, apenas se entregue à prática com paciência e confiança.
- **Disciplina:** Crie uma disciplina para a sua prática de meditação, estabelecendo um horário e um local para meditar regularmente.
- **Aceitação:** Aceite os seus pensamentos e emoções sem julgamentos. Não lute contra os

seus pensamentos, apenas observe-os com gentileza e compaixão.
- **Confiança:** Confie na sua intuição e na sua capacidade de se conectar com o divino. A meditação é um caminho de autoconhecimento e de conexão com a sua essência divina.

Exercício: Meditação para Conectar com a Luz Divina

Encontre um lugar tranquilo onde você possa relaxar. Feche os olhos e respire profundamente algumas vezes.

Imagine uma luz branca e radiante descendo do céu e te envolvendo completamente. Sinta essa luz te preenchendo com paz, amor e harmonia.

Visualize essa luz penetrando em cada célula do seu corpo, purificando, curando e energizando o seu ser.

Sinta a sua conexão com essa luz divina, com a fonte criadora do universo. Permita que essa luz te guie, te inspire e te conecte com a sua essência divina.

Permaneça nesse estado de conexão com a luz divina por alguns minutos, sentindo a paz, o amor e a gratidão te inundando.

A meditação para o despertar espiritual é um caminho de luz, um portal para a consciência e um mergulho nas profundezas do ser. Pratique a meditação com regularidade, dedicação e amor, e desperte para a sua verdadeira natureza, para a sua conexão com o divino e para a beleza da vida!

Capítulo 43
Cura com a Espiritualidade

A espiritualidade é a busca por conexão com algo maior que nós mesmos, com o sagrado, com o divino, com a fonte da vida. É um caminho de autoconhecimento, de busca por significado e propósito, e de conexão com a nossa essência divina. A cura com a espiritualidade é a integração da dimensão espiritual em nosso processo de cura, reconhecendo que somos seres espirituais em uma jornada terrena, e que a nossa conexão com o divino é a chave para a cura, a transformação e a felicidade.

A Espiritualidade como Fonte de Cura:

A espiritualidade nos oferece um conjunto de ferramentas e práticas que promovem a cura em todos os níveis: físico, emocional, mental e espiritual. A conexão com o sagrado nos fortalece, nos ampara e nos guia em nossa jornada de cura e autotransformação.

Práticas Espirituais para a Cura:

- **Meditação:** A meditação acalma a mente, silencia o ego e nos conecta com a nossa essência divina, abrindo espaço para a cura e a autotransformação.
- **Oração:** A oração é uma forma de comunicação com o divino, de expressar a nossa gratidão, os

nossos pedidos e a nossa fé. A oração nos conecta com a força superior que nos guia e nos cura.

- **Yoga:** A prática do yoga harmoniza o corpo, a mente e o espírito, promovendo o equilíbrio energético, a flexibilidade, a força e o bem-estar.
- **Mantras:** Os mantras são sons sagrados que vibram em harmonia com o universo, promovendo a cura, a proteção e a elevação da consciência.
- **Rituais e cerimônias:** Rituais e cerimônias, como a consagração de objetos, a celebração de datas especiais ou a conexão com os ciclos da natureza, nos conectam com o sagrado e com a nossa ancestralidade.
- **Leitura de textos sagrados:** A leitura de textos sagrados, como a Bíblia, o Alcorão, o Bhagavad Gita e outros textos de sabedoria, nos inspira, nos guia e nos conecta com a tradição espiritual da humanidade.
- **Contato com a natureza:** A natureza é um templo sagrado, um portal para o divino. Conectar-se com a natureza, observando a sua beleza, a sua harmonia e a sua sabedoria, desperta a nossa consciência espiritual e promove a cura.
- **Serviço ao próximo:** Servir ao próximo, ajudar aqueles que precisam e contribuir para um mundo melhor nos conecta com o amor incondicional e com a nossa missão de vida, promovendo a cura e a transformação pessoal.
- **Perdão:** O perdão é um ato de libertação, de cura e de amor incondicional. Perdoar a si mesmo e

aos outros nos liberta das amarras do passado, abrindo espaço para a cura e a reconciliação.
- **Gratidão:** A gratidão é a chave que abre as portas da abundância, o reconhecimento da riqueza e da beleza que já existe em nossa vida. Cultivar a gratidão nos conecta com a energia positiva do universo e promove a cura e o bem-estar.

O Caminho da Cura Espiritual:

A cura com a espiritualidade é um caminho de autoconhecimento, de conexão com o divino e de despertar da força interior. É um processo que nos convida a:
- **Reconhecer a nossa dimensão espiritual:** Reconhecer que somos seres espirituais em uma jornada terrena, conectados com o divino e com a força vital do universo.
- **Conectar-se com a nossa essência:** Conectar-se com a nossa essência divina, com a nossa alma, com a nossa sabedoria interior.
- **Cultivar a fé:** Cultivar a fé em uma força superior, em um poder maior que nos guia e nos ampara.
- **Integrar a espiritualidade na vida diária:** Integrar a espiritualidade em nossa vida diária, através de práticas como a meditação, a oração, o yoga, o contato com a natureza e o serviço ao próximo.
- **Buscar a cura em todos os níveis:** Buscar a cura física, emocional, mental e espiritual, reconhecendo a interconexão entre todas as dimensões do nosso ser.

Desafios da Cura com a Espiritualidade:
- **Crenças limitantes:** Crenças limitantes sobre a espiritualidade, sobre Deus, sobre nós mesmos e sobre o universo podem bloquear o nosso processo de cura.
- **Medos e resistências:** Medos e resistências em relação à espiritualidade, como o medo do desconhecido, o medo de se entregar a uma força maior ou o medo de mudar, podem dificultar o nosso caminho.
- **Falta de disciplina:** A falta de disciplina e de comprometimento com as práticas espirituais pode impedir que experienciemos os seus benefícios.
- **Dificuldade em integrar a espiritualidade na vida diária:** A dificuldade em integrar a espiritualidade em nossa vida diária, em meio aos desafios e responsabilidades do dia a dia, pode ser um obstáculo para a cura.

Superando os Desafios:
- **Autoconhecimento:** O autoconhecimento nos ajuda a identificar e transformar as crenças limitantes, os medos e as resistências que bloqueiam a nossa cura.
- **Cura interior:** A cura interior nos liberta dos traumas, das feridas emocionais e dos padrões negativos que impedem a nossa conexão com o divino.
- **Prática e disciplina:** A prática regular das práticas espirituais, com disciplina e dedicação,

nos fortalece, nos conecta com o divino e promove a cura.
- **Comunidade espiritual:** Conectar-se com uma comunidade espiritual nos oferece apoio, inspiração e encorajamento em nossa jornada de cura e autotransformação.
- **Fé e confiança:** Cultivar a fé e a confiança no universo, na força divina que nos guia e nos cura.

Exercício: Conectando-se com a Força da Cura Divina

Encontre um lugar tranquilo onde você possa relaxar. Feche os olhos e respire profundamente algumas vezes.

Conecte-se com a sua espiritualidade, com a sua fé, com a força divina que te guia e te ampara.

Peça cura, força e orientação para a sua jornada. Visualize a energia da cura divina te envolvendo, harmonizando o seu ser e te preenchendo com luz e amor.

Agradeça pela cura, pela força e pela proteção divina.

A cura com a espiritualidade é um caminho de luz, um despertar para a força interior e uma conexão com a fonte inesgotável de amor e cura que reside em nosso interior e no universo. Abrace a sua espiritualidade, cultive a sua fé e desperte a força da cura divina em sua vida!

Capítulo 44
Despertando para a Missão da Alma

O propósito de vida é a razão pela qual viemos ao mundo, a missão que a nossa alma escolheu para experienciar e expressar nesta jornada terrena. É a força que nos impulsiona, a chama que nos inspira e o norte que nos guia em direção à realização pessoal e à felicidade.

Despertando para a Missão da Alma:
Encontrar o seu propósito de vida é como despertar para a missão da sua alma, para a sua razão de ser. É descobrir o que te faz vibrar, o que te move, o que te inspira a dar o seu melhor e a fazer a diferença no mundo. É conectar-se com a sua essência, com os seus talentos, com os seus valores e com a sua paixão, e expressá-los de forma autêntica e criativa.

Sinais de que você está Vivendo o seu Propósito:
- **Entusiasmo e paixão:** Você se sente entusiasmado e apaixonado pelo que faz, com energia e motivação para se dedicar aos seus projetos e objetivos.
- **Sentido de propósito:** Você sente que o seu trabalho e as suas ações têm um propósito, um

significado que vai além de si mesmo, contribuindo para o bem do mundo.
- **Fluxo e sincronicidade:** Você se sente em fluxo, como se estivesse no lugar certo, na hora certa, fazendo o que realmente nasceu para fazer. As coisas fluem com mais facilidade e você experienciar mais sincronicidades.
- **Alegria e realização:** Você sente alegria, satisfação e realização pessoal ao se dedicar ao seu propósito de vida.
- **Crescimento e aprendizado:** Você se sente em constante aprendizado e crescimento, desafiado e inspirado a evoluir e a se superar.
- **Conexão com a sua essência:** Você se sente conectado com a sua essência, com a sua alma, com a sua verdade interior.
- **Impacto positivo:** Você sente que está fazendo a diferença no mundo, impactando positivamente a vida das pessoas e contribuindo para um mundo melhor.

Descobrindo o seu Propósito de Vida:
- **Autoconhecimento:** O autoconhecimento é a chave para encontrar o seu propósito de vida. Conecte-se com o seu interior, explore os seus valores, seus talentos, suas paixões e seus sonhos.
- **Ouça a sua intuição:** A sua intuição é a voz da sua alma, te guiando em direção ao seu propósito de vida. Preste atenção aos seus impulsos, aos seus insights e aos seus sonhos.
- **Experimente:** Experimente diferentes atividades, explore novas áreas, saia da sua zona de conforto.

A experimentação te ajuda a descobrir o que te faz vibrar e o que te motiva.
- **Pergunte-se:** "O que eu amo fazer?", "O que me faz sentir vivo e entusiasmado?", "Quais são os meus talentos e habilidades?", "Como eu posso usar os meus dons para contribuir com o mundo?", "O que o mundo precisa que eu faça?".
- **Observe os seus padrões:** Observe os seus padrões de comportamento, os seus interesses, as suas paixões e as suas habilidades. O que você faz com facilidade e prazer? O que te energiza?
- **Busque inspiração:** Busque inspiração em pessoas que você admira, que estão vivendo o seu propósito de vida. Leia livros, assista palestras e converse com pessoas que te inspirem.
- **Conecte-se com a sua espiritualidade:** A sua espiritualidade te conecta com a sua essência, com o seu propósito de vida e com a sua missão na Terra. Medite, ore, conecte-se com a natureza e busque a orientação divina.
- **Seja paciente:** Encontrar o seu propósito de vida pode levar tempo. Seja paciente, persistente e confie no processo. O universo te guiará em direção à sua missão.

Vivendo o seu Propósito de Vida:
- **Ação:** Uma vez que você tenha descoberto o seu propósito de vida, aja com coragem e determinação para realizá-lo. Defina metas, crie planos e dê o primeiro passo.

- **Superação:** Encontre a coragem para superar os seus medos, as suas inseguranças e os obstáculos que surgirem em seu caminho.
- **Persistência:** Seja persistente, não desista dos seus sonhos. A jornada para a realização do seu propósito pode ser desafiadora, mas a recompensa é imensa.
- **Flexibilidade:** Esteja aberto a mudanças e adaptações. O seu propósito de vida pode evoluir e se transformar ao longo da sua jornada.
- **Gratidão:** Cultive a gratidão por ter encontrado o seu propósito de vida e pela oportunidade de expressá-lo no mundo.
- **Compartilhamento:** Compartilhe o seu propósito de vida com o mundo, inspirando e ajudando outras pessoas a encontrarem o seu próprio caminho.

Exercício: Descobrindo a sua Missão

Reserve um tempo para se conectar com o seu interior e responder às seguintes perguntas:

- Se eu pudesse mudar o mundo, o que eu mudaria?
- Quais são os meus maiores sonhos e aspirações?
- O que me faz sentir vivo e entusiasmado?
- Quais são os meus talentos e habilidades?
- Como eu posso usar os meus dons para contribuir com o mundo?
- O que o mundo precisa que eu faça?

Anote as suas respostas em um caderno ou diário. Releia as suas respostas periodicamente e reflita sobre como você pode usar os seus dons e talentos para realizar o seu propósito de vida.

Encontrar o seu propósito de vida é despertar para a missão da sua alma, para a sua razão de ser. É descobrir o que te faz vibrar, o que te move e o que te inspira a fazer a diferença no mundo. Abrace a sua missão, expresse a sua essência e viva a vida em plenitude!

Capítulo 45
Vivendo com Leveza e Vitalidade

Viver com leveza e vitalidade é fluir em sintonia com a vida, com a energia vital que nos anima e com o universo que nos acolhe. É despertar para a beleza de cada momento, para a gratidão pelas pequenas coisas e para a alegria de estar vivo. É integrar a cura energética em nosso dia a dia, cultivando hábitos que nutrem a nossa alma, harmonizam o nosso corpo e elevam a nossa vibração.

Integrando a Cura Energética na Rotina:

A cura energética não se limita a momentos específicos de prática, como a meditação ou o yoga. Ela pode ser integrada em todos os aspectos da nossa vida, transformando a nossa rotina em um ritual de autocuidado, de conexão com o nosso interior e de harmonização com o universo.

Práticas para Viver com Leveza e Vitalidade:

- **Consciência:** Cultive a consciência em cada momento do seu dia, prestando atenção aos seus pensamentos, emoções, sensações e ações. Observe os seus padrões, os seus hábitos e as suas reações, buscando identificar o que te nutre e o que te drena.

- **Respiração consciente:** Respire profundamente e conscientemente ao longo do dia, oxigenando o seu corpo, acalmando a sua mente e conectando-se com a energia vital.
- **Meditação:** Reserve alguns minutos do seu dia para meditar, acalmando a mente, conectando-se com o seu interior e cultivando a paz interior.
- **Yoga e movimento:** Movimente o seu corpo com alegria e consciência, praticando yoga, dança, caminhadas ou qualquer atividade física que te faça bem.
- **Alimentação consciente:** Alimente-se com consciência, escolhendo alimentos que nutrem o seu corpo e a sua alma. Coma com atenção plena, saboreando cada alimento e agradecendo pela nutrição que ele te proporciona.
- **Natureza:** Conecte-se com a natureza sempre que possível, absorvendo a sua energia vital, a sua beleza e a sua sabedoria.
- **Relacionamentos saudáveis:** Cultive relacionamentos saudáveis, harmoniosos e amorosos, que te nutrem, te apoiam e te inspiram a crescer.
- **Criatividade:** Expresse a sua criatividade, seja através da arte, da música, da escrita, da dança ou de qualquer outra forma de expressão que te faça vibrar.
- **Gratidão:** Cultive a gratidão por tudo o que você tem e por tudo o que você é. Agradeça pelas pequenas coisas, pelas experiências e pelas pessoas que fazem parte da sua vida.

- **Propósito:** Conecte-se com o seu propósito de vida, com a sua missão e com o que te faz sentir realizado e feliz.
- **Autocuidado:** Dedique tempo para cuidar de si mesmo, do seu corpo, da sua mente e da sua alma. Tire um tempo para relaxar, para se divertir, para fazer o que te faz bem.
- **Limpeza energética:** Pratique técnicas de limpeza energética, como a defumação, o uso de cristais ou os banhos energéticos, para purificar a sua aura e o seu ambiente.
- **Proteção energética:** Utilize técnicas de proteção energética, como a visualização de um escudo de luz ou o uso de amuletos, para se proteger de energias negativas e influências externas.
- **Afirmações positivas:** Repita afirmações positivas que expressem a sua saúde, a sua felicidade, o seu sucesso e a sua conexão com o divino.

Desafios para Viver com Leveza e Vitalidade:
- **Rotina acelerada:** A rotina acelerada do dia a dia, com seus compromissos, responsabilidades e desafios, pode nos levar a um estado de estresse, ansiedade e esgotamento, dificultando a vivência da leveza e da vitalidade.
- **Pensamentos negativos:** Pensamentos negativos, como preocupações, medos e autocríticas, podem drenar a nossa energia e nos impedir de viver com leveza e alegria.
- **Emoções negativas:** Emoções negativas, como raiva, tristeza, culpa e ressentimento, podem nos

desequilibrar e nos impedir de experienciar a vitalidade e a paz interior.
- **Hábitos nocivos:** Hábitos nocivos, como a má alimentação, o sedentarismo, o consumo de álcool e drogas, e a falta de sono, podem prejudicar a nossa saúde física e energética, afetando a nossa vitalidade e o nosso bem-estar.

Superando os Desafios:
- **Organização e planejamento:** Organize o seu tempo, defina prioridades e planeje as suas atividades para evitar a sobrecarga e o estresse.
- **Gerenciamento do tempo:** Aprenda a gerenciar o seu tempo de forma eficiente, delegando tarefas, dizendo "não" para o que não é essencial e reservando tempo para o que realmente importa.
- **Autoconhecimento:** Conecte-se com o seu interior, identifique os seus limites, as suas necessidades e os seus valores. Aprenda a dizer "não" para o que te drena e a priorizar o que te nutre.
- **Cura interior:** Trabalhe a sua cura interior, liberando traumas, feridas emocionais e padrões negativos que te impedem de viver com leveza e vitalidade.
- **Práticas de bem-estar:** Incorpore práticas de bem-estar em sua rotina, como a meditação, o yoga, a respiração consciente, o contato com a natureza e a alimentação saudável.
- **Redes de apoio:** Cultive relações saudáveis, busque apoio em amigos, familiares ou grupos de

apoio, e compartilhe as suas experiências e desafios.

Exercício: Criando um Dia de Leveza e Vitalidade

Planeje um dia dedicado ao seu bem-estar, à sua cura energética e à sua conexão com a vida. Inclua atividades que te tragam alegria, relaxamento e conexão com o seu interior, como:

- Meditação
- Yoga
- Caminhada na natureza
- Banho relaxante
- Leitura de um bom livro
- Preparar uma refeição saudável e saborosa
- Ouvir música que te inspire
- Escrever em um diário
- Conectar-se com pessoas queridas

Viver com leveza e vitalidade é uma escolha, um compromisso com o seu bem-estar e com a sua felicidade. Integre a cura energética em seu dia a dia, cultive hábitos saudáveis, conecte-se com a sua essência e celebre a beleza da vida!

Capítulo 46
Servindo ao Mundo com a Cura Energética

Servir ao mundo com a cura energética é expandir o nosso campo de atuação, indo além de nós mesmos para contribuir com a cura do planeta e da humanidade. É colocar os nossos dons e talentos a serviço do bem, compartilhando a nossa luz e o nosso amor com aqueles que precisam. É reconhecer que somos parte de um todo interconectado, e que ao servir ao próximo, estamos também servindo a nós mesmos e ao universo.

Expandindo o Amor: Um Ato de Cura e Transformação

Servir ao mundo com a cura energética é um ato de amor, de compaixão e de generosidade. É estender a mão para aqueles que sofrem, oferecendo a nossa luz, a nossa energia e a nossa compaixão para auxiliar em seus processos de cura e transformação. É contribuir para a criação de um mundo mais harmonioso, amoroso e compassivo, onde todos os seres possam viver em plenitude e felicidade.

Benefícios de Servir ao Mundo com a Cura Energética:

- **Expansão da consciência:** Servir ao mundo expande a nossa consciência, nos conectando com

a nossa missão de vida e com o nosso papel na grande teia da vida.
- **Cura interior:** Ao servir ao próximo, curamos a nós mesmos. A compaixão, a generosidade e o amor incondicional que dedicamos aos outros se refletem em nosso próprio ser, promovendo a nossa cura interior e o nosso crescimento pessoal.
- **Propósito de vida:** Servir ao mundo nos conecta com o nosso propósito de vida, com a nossa missão de alma e com a nossa razão de ser.
- **Conexão com o divino:** Ao servir ao próximo, nos conectamos com o divino, com a força do amor incondicional que permeia todas as coisas.
- **Abundância e prosperidade:** Servir ao mundo abre os canais da abundância e da prosperidade em nossa vida, pois quando doamos, recebemos em dobro.
- **Felicidade e realização:** Servir ao mundo nos traz felicidade, realização pessoal e um profundo sentimento de gratidão por podermos contribuir para um mundo melhor.

Formas de Servir ao Mundo com a Cura Energética:
- **Compartilhando seus dons e talentos:** Utilize os seus dons e talentos para ajudar os outros, seja através da cura energética, da arte, da música, da escrita, do ensino ou de qualquer outra forma de expressão que te inspire.
- **Trabalho voluntário:** Dedique parte do seu tempo a trabalhos voluntários em instituições que

promovem a cura, o bem-estar e a transformação social.
- **Doação de tempo e recursos:** Doe o seu tempo, a sua energia e os seus recursos para causas que você acredita, contribuindo para a construção de um mundo melhor.
- **Atos de bondade:** Pratique atos de bondade no seu dia a dia, ajudando as pessoas ao seu redor, oferecendo apoio, compreensão e amor.
- **Cura a distância:** Envie cura a distância para pessoas, animais, plantas ou situações que necessitem de harmonização e bem-estar.
- **Oração e meditação pela paz:** Ore e medite pela paz mundial, pela cura do planeta e pela harmonia entre todos os seres.
- **Conscientização:** Compartilhe os seus conhecimentos sobre cura energética, espiritualidade e desenvolvimento pessoal, inspirando outras pessoas a despertarem para a sua força interior e a contribuírem para um mundo melhor.

Despertando o Curador Interior:
- **Autoconhecimento:** Conecte-se com a sua essência, com os seus valores, com os seus talentos e com a sua missão de vida.
- **Cura interior:** Cure as suas feridas emocionais, libere os seus medos e as suas crenças limitantes, e se abra para o amor incondicional.
- **Desenvolvimento espiritual:** Aprofunde a sua conexão com o divino, cultive a sua fé e se abra para a orientação espiritual.

- **Compaixão e amor incondicional:** Cultive a compaixão, o amor incondicional e a empatia por todos os seres vivos.
- **Serviço altruísta:** Dedique-se ao serviço altruísta, sem esperar nada em troca, com a intenção genuína de ajudar e contribuir para o bem do mundo.

Exercício: Encontrando a sua Forma de Servir
Reflita sobre as seguintes perguntas:
- Quais são os meus dons e talentos?
- Como eu posso usar os meus dons para servir ao mundo?
- Quais causas me inspiram e me motivam a contribuir?
- De que forma eu posso fazer a diferença na vida das pessoas?
- O que o mundo precisa que eu faça?

Anote as suas respostas em um caderno ou diário. Busque oportunidades para colocar os seus dons a serviço do bem, compartilhando a sua luz e o seu amor com o mundo.

Servir ao mundo com a cura energética é um chamado da alma, um convite para expandir o nosso amor, a nossa compaixão e a nossa luz para além de nós mesmos. É a oportunidade de contribuir para a cura do planeta, para a harmonia entre todos os seres e para a criação de um mundo mais amoroso e compassivo. Desperte o curador que existe em você, abrace a sua missão e faça a diferença no mundo!

Capítulo 47
Mantendo a Chama da Cura Acesa

A jornada da cura interior não termina com a leitura deste livro ou com a prática de algumas técnicas. Ela é um caminho que percorremos ao longo da vida, um processo de autoconhecimento, de transformação e de crescimento pessoal que nos convida a estar sempre atentos aos nossos pensamentos, emoções, energias e ações. É um compromisso com o nosso bem-estar, com a nossa felicidade e com a nossa evolução espiritual.

Mantendo a Chama da Cura Acesa:

- **Prática constante:** A prática constante das técnicas de cura energética, como a meditação, o yoga, a respiração consciente e a visualização, é fundamental para manter a chama da cura acesa em nossos corações. Assim como o jardineiro cuida do seu jardim diariamente, nós também precisamos nutrir a nossa cura interior com dedicação e disciplina.
- **Auto-observação:** Cultive a auto-observação, prestando atenção aos seus pensamentos, emoções, sensações e comportamentos. Observe os seus padrões, os seus hábitos e as suas reações, buscando identificar o que te nutre e o que te

drena, o que te aproxima da cura e o que te afasta dela.
- **Consciência:** Esteja presente em cada momento da sua vida, cultivando a consciência do seu corpo, da sua mente e das suas emoções. A consciência é a chave para a cura interior, pois nos permite identificar os padrões negativos, as crenças limitantes e os comportamentos autodestrutivos que nos impedem de viver em plenitude.
- **Autocuidado:** Dedique tempo para cuidar de si mesmo, do seu corpo, da sua mente e da sua alma. Alimente-se bem, pratique exercícios físicos, durma o suficiente, cultive hobbies e faça atividades que te tragam prazer e bem-estar. O autocuidado é um ato de amor próprio, um reconhecimento do seu valor e da sua importância.
- **Conexão com a natureza:** Conecte-se com a natureza sempre que possível, absorvendo a sua energia vital, a sua beleza e a sua sabedoria. A natureza é um bálsamo para a alma, um refúgio de paz e harmonia que nos reconecta com a nossa essência e nos revitaliza.
- **Relacionamentos saudáveis:** Cultive relacionamentos saudáveis, harmoniosos e amorosos, que te nutrem, te apoiam e te inspiram a crescer. Relacionamentos tóxicos, por outro lado, podem drenar a sua energia e te afastar da cura interior.

- **Espiritualidade:** Aprofunde a sua conexão com a sua espiritualidade, com a sua fé e com a sua crença em uma força superior que te guia e te ampara. A espiritualidade é um farol que ilumina o nosso caminho, nos conectando com o nosso propósito de vida e com a nossa essência divina.
- **Perdão:** Pratique o perdão, liberando mágoas e ressentimentos do passado. Perdoe a si mesmo e aos outros, abrindo espaço para a cura, a reconciliação e o recomeço. O perdão é um ato de libertação, de amor próprio e de compaixão.
- **Gratidão:** Cultive a gratidão por tudo o que você tem e por tudo o que você é. Agradeça pelas pequenas coisas, pelas experiências, pelas pessoas e pela oportunidade de viver e aprender. A gratidão é uma chave que abre as portas da abundância, da felicidade e da cura interior.

Desafios da Jornada:

A jornada da cura interior é um caminho com desafios, com altos e baixos, com momentos de luz e momentos de sombra. É importante estar preparado para enfrentar os desafios com coragem, resiliência e confiança, lembrando que cada obstáculo é uma oportunidade de aprendizado e crescimento.

Alguns desafios que podemos encontrar na jornada da cura interior:

- **Resistência:** A resistência interna, manifestada através de pensamentos e emoções negativas, pode nos impedir de avançar em nosso processo de cura. É importante reconhecer e acolher a

resistência, sem julgamentos, e buscar compreendê-la para poder transformá-la.
- **Medos e inseguranças:** Os medos e as inseguranças podem nos paralisar e nos impedir de seguir em frente. É preciso ter coragem para enfrentar os medos, confiar na nossa força interior e dar um passo de cada vez.
- **Padrões negativos:** Os padrões negativos de pensamento, emoção e comportamento podem nos sabotar e nos levar de volta aos antigos hábitos. É fundamental estar atento aos nossos padrões, buscando identificá-los e transformá-los.
- **Crenças limitantes:** As crenças limitantes sobre nós mesmos, sobre o mundo e sobre a vida podem nos impedir de alcançar o nosso potencial e de viver a vida que desejamos. É importante questionar as nossas crenças, buscar novas perspectivas e reprogramar a nossa mente com crenças positivas e empoderadoras.

Superando os Desafios:
- **Autoconhecimento:** O autoconhecimento é a bússola que nos guia na jornada da cura interior. Ao nos conhecermos profundamente, nos tornamos mais conscientes dos nossos desafios, dos nossos medos e das nossas crenças limitantes, e podemos trabalhar para transformá-los.
- **Compaixão e amor próprio:** Cultive a compaixão e o amor próprio, se acolhendo nos momentos difíceis, se perdoando por seus erros e se amando incondicionalmente.

- **Resiliência:** Desenvolva a resiliência, a capacidade de se adaptar às adversidades, de superar os desafios e de se fortalecer com as experiências.
- **Fé e confiança:** Cultive a fé em si mesmo, na sua capacidade de cura e transformação, e na força divina que te guia e te ampara.
- **Busque apoio:** Não hesite em buscar apoio em amigos, familiares, grupos de apoio ou profissionais qualificados, como terapeutas ou coaches.

Exercício: Renovando o Compromisso com a Cura Interior

Escreva em um diário sobre a sua jornada de cura interior, refletindo sobre os seus aprendizados, os seus desafios e as suas conquistas. Reconheça o seu progresso, celebre as suas vitórias e renove o seu compromisso com a sua cura e com o seu bem-estar.

Crie um plano de ação para manter a chama da cura acesa em seu coração, definindo práticas e hábitos que te ajudem a nutrir a sua cura interior e a viver com mais leveza, vitalidade e plenitude.

A jornada da cura interior é um caminho sem fim, uma aventura emocionante de autoconhecimento, transformação e crescimento pessoal. Mantenha a chama da cura acesa em seu coração, cultive a sua força interior e siga em frente com coragem, confiança e amor!

Capítulo 48
Expandindo o seu Caminho de Cura

Este capítulo é um convite para continuar a sua jornada, para aprofundar os seus conhecimentos, explorar novas práticas e descobrir novas ferramentas que te auxiliem em seu caminho de cura e autoconhecimento. É um mapa para navegar pelas diversas áreas da cura energética, com sugestões de livros, cursos, terapias e recursos que podem complementar e enriquecer a sua jornada.

Expandindo o seu Caminho de Cura:

- **Livros:** A leitura é uma fonte inesgotável de conhecimento e inspiração. Explore livros sobre cura energética, espiritualidade, desenvolvimento pessoal, meditação, yoga, cristais, aromaterapia, Reiki e outras áreas que te interessam. Mergulhe nas páginas, absorva a sabedoria e expanda os seus horizontes.
- **Cursos e workshops:** Participe de cursos e workshops sobre cura energética, meditação, yoga, Reiki, Cura Prânica, cristaloterapia, aromaterapia e outras práticas que te chamam a atenção. Aprenda com mestres e professores

experientes, troque experiências com outros buscadores e aprofunde os seus conhecimentos.
- **Terapias:** Experimente diferentes terapias que possam te auxiliar em seu processo de cura e autoconhecimento, como a psicoterapia, a Constelação Familiar, o Renascimento, a EFT (Emotional Freedom Techniques), a hipnoterapia, a acupuntura e a massagem terapêutica. As terapias te oferecem um espaço seguro e acolhedor para se autoconhecer, curar feridas emocionais e transformar padrões negativos.
- **Grupos de estudo e meditação:** Participe de grupos de estudo e meditação para compartilhar experiências, aprender com outras pessoas e fortalecer a sua prática. A troca de experiências e o apoio mútuo são importantes para manter a motivação e a inspiração na jornada da cura interior.
- **Retiros e vivências:** Participe de retiros e vivências que te proporcionem imersão em práticas de cura energética, meditação, yoga e autoconhecimento. Os retiros te oferecem a oportunidade de se desconectar da rotina, se conectar com a natureza e se aprofundar em sua jornada interior.
- **Mestres e mentores:** Busque a orientação de mestres e mentores que te inspirem e te guiem em seu caminho de cura e autoconhecimento. Mestres e mentores compartilham a sua sabedoria, experiência e conhecimento, te auxiliando a

trilhar o seu caminho com mais clareza e segurança.
- **Comunidade espiritual:** Conecte-se com uma comunidade espiritual que te acolha, te inspire e te apoie em sua jornada. Uma comunidade espiritual te oferece um senso de pertencimento, de partilha e de apoio mútuo.
- **Recursos online:** Explore recursos online, como sites, blogs, canais do YouTube e podcasts, que ofereçam informações e práticas sobre cura energética, espiritualidade e desenvolvimento pessoal.
- **Música e arte:** Utilize a música e a arte como ferramentas de cura e autoconhecimento. Ouça músicas que te inspirem, te acalmem e te conectem com a sua essência. Expresse a sua criatividade através da pintura, do desenho, da dança, da escrita ou de qualquer outra forma de arte que te faça vibrar.
- **Natureza:** Conecte-se com a natureza sempre que possível, absorvendo a sua energia vital, a sua beleza e a sua sabedoria. A natureza é um templo sagrado, um portal para o divino e uma fonte inesgotável de cura e inspiração.

Construindo a sua Biblioteca da Cura:
- **Livros sobre cura energética:** Explore obras que abordam os princípios da cura energética, as diferentes técnicas e as suas aplicações.
- **Livros sobre espiritualidade:** Mergulhe em livros que te conectem com a sua espiritualidade,

com a sua fé e com a sua busca por significado e propósito.
- **Livros sobre desenvolvimento pessoal:** Busque livros que te inspirem a crescer, a evoluir e a se tornar a melhor versão de si mesmo.
- **Livros sobre meditação e yoga:** Aprofunde os seus conhecimentos sobre meditação e yoga, com livros que te guiem na prática e te inspirem a aprofundar a sua conexão com o seu interior.
- **Livros sobre cristais, aromaterapia e Reiki:** Explore o mundo dos cristais, da aromaterapia e do Reiki, com livros que te ensinem sobre as suas propriedades, aplicações e benefícios.

Explorando o Mundo das Terapias:
- **Psicoterapia:** A psicoterapia te oferece um espaço seguro e acolhedor para se autoconhecer, curar feridas emocionais, transformar padrões negativos e desenvolver o seu potencial.
- **Constelação Familiar:** A Constelação Familiar te ajuda a compreender os padrões familiares e as dinâmicas ocultas que influenciam a sua vida, permitindo que você se liberte de padrões repetitivos e encontre a cura e a harmonia em seus relacionamentos.
- **Renascimento:** O Renascimento é uma técnica de respiração que te ajuda a liberar traumas do passado, emoções bloqueadas e padrões de comportamento limitantes.
- **EFT (Emotional Freedom Techniques):** A EFT é uma técnica de acupressão que utiliza a

estimulação de pontos meridianos para liberar emoções negativas, crenças limitantes e traumas.
- **Hipnoterapia:** A hipnoterapia utiliza a hipnose para acessar o seu subconsciente, reprogramar crenças limitantes, curar traumas e promover a mudança de hábitos.
- **Acupuntura:** A acupuntura é uma técnica da medicina tradicional chinesa que utiliza a inserção de agulhas em pontos específicos do corpo para equilibrar a energia vital, aliviar dores e promover a cura.
- **Massagem terapêutica:** A massagem terapêutica promove o relaxamento, alivia dores musculares, melhora a circulação sanguínea e promove o bem-estar físico e emocional.

A Jornada Continua:

A jornada da cura interior é uma busca infinita, um caminho de aprendizado, crescimento e expansão que se estende por toda a vida. Continue explorando, experimentando e se aprofundando no universo da cura energética. Busque novos conhecimentos, novas práticas e novas ferramentas que te auxiliem em sua jornada de autoconhecimento, transformação e bem-estar.

Lembre-se: A cura interior é um processo contínuo, uma dança com a vida que nos convida a estar sempre atentos, presentes e abertos para as infinitas possibilidades de cura, crescimento e expansão que o universo nos oferece. Confie na sua intuição, siga o seu coração e continue trilhando o seu caminho de luz!

Capítulo 49
Voando com as Próprias Asas

Agora é o momento de voar com as próprias asas, de colocar em prática os conhecimentos adquiridos, de integrar a cura energética em sua vida e de trilhar o seu caminho de autoconhecimento, transformação e bem-estar. Lembre-se: a jornada da cura interior é um processo contínuo, uma dança com a vida que te convida a estar sempre atento, presente e aberto para as infinitas possibilidades de cura, crescimento e expansão que o universo te oferece.

Voando em Direção à Luz:
- **Confie na sua intuição:** A sua intuição é a bússola que te guia em direção à sua verdade, ao seu propósito e à sua felicidade. Confie na voz do seu coração, nos seus impulsos e nos seus insights. A intuição é a sua conexão com a sabedoria universal, com a sua alma e com o seu guia interior.
- **Cultive o amor próprio:** O amor próprio é a base da cura interior, o alicerce sobre o qual você constrói uma vida plena e feliz. Ame-se incondicionalmente, aceite-se com todas as suas qualidades e imperfeições, cuide de si mesmo

com carinho e respeito, e se valorize como ser humano único e especial.
- **Pratique a gratidão:** A gratidão é a chave que abre as portas da abundância, da felicidade e da cura interior. Cultive a gratidão por tudo o que você tem, por tudo o que você é e por todas as experiências que a vida te proporciona. Agradeça pelas pequenas coisas, pelos desafios, pelos aprendizados e pelas pessoas que fazem parte da sua jornada.
- **Perdoe:** O perdão é um ato de libertação, de cura e de amor incondicional. Perdoe a si mesmo e aos outros, liberando-se das amarras do passado e abrindo espaço para a paz interior, a reconciliação e o recomeço.
- **Seja gentil consigo mesmo:** A jornada da cura interior pode ser desafiadora, com altos e baixos, com momentos de luz e momentos de sombra. Seja gentil consigo mesmo, se acolha nos momentos difíceis, se perdoe por seus erros e celebre as suas conquistas.
- **Confie no processo:** Confie no processo da vida, no fluxo do universo e na sua capacidade de cura e transformação. Tenha fé no seu caminho, na sua força interior e na sabedoria divina que te guia e te ampara.
- **Compartilhe a sua luz:** Compartilhe a sua luz, o seu amor e a sua compaixão com o mundo. Ajude aqueles que precisam, contribua para um mundo melhor e inspire outras pessoas a despertarem para a sua força interior e para a cura.

- **Continue aprendendo:** O universo da cura energética é vasto e infinito, com infinitas possibilidades de aprendizado, crescimento e expansão. Continue buscando conhecimento, explorando novas práticas e aprofundando a sua conexão com a cura interior.
- **Celebre a vida:** Celebre a vida em sua plenitude, com gratidão, alegria e amor. A vida é um presente precioso, uma oportunidade de experienciar, aprender, crescer e amar. Abrace a vida com entusiasmo, com paixão e com a certeza de que você está no caminho certo.

Mensagem Final:

Que este livro seja um guia em sua jornada de cura interior, um farol que ilumine o seu caminho e uma inspiração para que você desperte o curador que existe em você. Lembre-se: a cura interior é um processo contínuo, uma dança com a vida que te convida a estar sempre atento, presente e aberto para as infinitas possibilidades de cura, crescimento e expansão que o universo te oferece.

Voe com as suas próprias asas, em direção à luz, à felicidade e à realização pessoal. Confie na sua intuição, cultive o amor próprio, pratique a gratidão, perdoe, seja gentil consigo mesmo, confie no processo, compartilhe a sua luz, continue aprendendo e celebre a vida!

Que a força da cura te acompanhe em cada passo da sua jornada!

Epílogo

Ao chegar ao final desta obra, você está diante de uma realidade transformada — talvez ainda sutil, talvez já profundamente sentida. Este livro não foi apenas uma companhia, mas um espelho que refletiu a vastidão do que você carrega dentro de si. Ele mostrou que a cura não é um destino fixo, mas um processo contínuo de descoberta e reconexão com a própria essência.

Cada prática explorada, cada reflexão proposta, não foi um fim em si mesma, mas uma abertura para que você se apropriasse de sua jornada. Agora, o convite é para que você continue a explorar, com coragem e curiosidade, as camadas invisíveis que sustentam a sua existência. O que começou aqui não termina ao fechar deste livro; ao contrário, é o ponto de partida para um caminho de autodescoberta que se estende por toda a vida.

A energia vital que permeia tudo está agora mais acessível a você. O toque consciente, a respiração que se torna âncora, os momentos de silêncio que revelam o que palavras não alcançam — são essas práticas que sustentam a harmonia entre mente, corpo e espírito. Você aprendeu que o equilíbrio não é uma ausência de desafios, mas uma capacidade renovada de enfrentá-los com presença e serenidade.

Lembre-se: o universo ao seu redor reflete o universo dentro de você. Quando suas energias estão alinhadas, sua realidade também se transforma. Mas, mesmo em momentos de desalinhamento, você agora sabe onde buscar força. Este livro lhe mostrou o caminho para retornar ao centro, independentemente das circunstâncias externas.

Não se esqueça de que a cura é um ato de amor consigo mesmo. É um compromisso diário de cuidar do seu corpo, acolher suas emoções e cultivar sua espiritualidade. É também uma dança com o mundo ao seu redor, uma troca constante de energia, em que cada interação, cada escolha, é uma oportunidade de aprender, crescer e contribuir.

Enquanto você segue adiante, permita-se revisitar estas páginas sempre que sentir necessidade. O que você leu aqui continuará a se transformar dentro de você, revelando novas nuances conforme você mesmo evolui. Afinal, o conhecimento é como um rio — nunca é o mesmo quando mergulhamos novamente.

Agora, a pergunta que fica é: como você vai aplicar tudo o que descobriu? Como cada aprendizado poderá se tornar um gesto, uma decisão, um impacto positivo na sua vida e na daqueles ao seu redor? Ao se abrir para essas reflexões, você honra não apenas o que leu, mas também o compromisso que assumiu consigo mesmo.

A jornada continua. E a cada passo, você carrega consigo a certeza de que a cura interior é a força mais poderosa que possui. Que este momento seja apenas o início de uma vida de equilíbrio, harmonia e autêntica realização.

www.ingramcontent.com/pod-product-compliance
Lightning Source LLC
LaVergne TN
LVHW040047080526
838202LV00045B/3527